Familienmedizin

Herausforderung an den heutigen Arzt

Diskussionsbeiträge zum Thema
Patient – Arzt – Familie

Herausgegeben von
B. Luban-Plozza und G. Weiss

Mit Beiträgen von
P. Bernachon I. Carta A. Guareschi-Cazzullo
W. Jacob E. Petzold H. Schipperges J. Willi

Springer-Verlag Berlin Heidelberg GmbH 1983

Herausgeber:
Professor Dr. B. Luban-Plozza
Piazza Fontana Pedrazzini
CH-6600 Locarno

Dr. G. Weiss
Unteres Kirchfeld 45
D-6800 Mannheim 51

10. Internationales Balint-Treffen
in Ascona, März 1982
Tagungsleitung:
Prof. Dr. B. Luban-Plozza
Piazza Fontana Pedrazzini
CH-6600 Locarno

Sonderausgabe für
FORUM GALENUS MANNHEIM
Nicht im Handel

ISBN 978-3-662-27261-9 ISBN 978-3-662-28748-4 (eBook)
DOI 10.1007/978-3-662-28748-4

Satz- u. Bindearbeiten: G. Appl, Wemding, Druck: aprinta, Wemding
2125/3140-543210

Inhaltsverzeichnis

Verzeichnis der Anschriften

Dr. P. Bernachon
Rue Courcelles 124
F-75007 Paris

Professor Dr. A. Guareschi-Cazzullo
Kinderpsychiatrische Universitäts-Klinik
Universität Mailand
Via F. Sforza 35
I-20122 Milano

Professor Dr. W. Jacob
Abteilung für Arbeits- und Sozialhygiene
und Gesundheitsplanung
Universität Heidelberg
Im Neuenheimer Feld 368
6900 Heidelberg

Priv.-Doz. Dr. E. Petzold
Abteilung für Allgemeine Klinische und
Psychosomatische Medizin
Universität Heidelberg
Bergheimer Straße 58
6900 Heidelberg

Professor Dr. Dr. H. Schipperges
Institut für Geschichte der Medizin
Universität Heidelberg
Im Neuenheimer Feld 305
6900 Heidelberg

Professor Dr. J. Willi
Abteilung für Psychosoziale Medizin
und Familientherapie
Universitätshospital Zürich
Pestalozzistraße 10/12
CH-8032 Zürich

Einführung – Praxis und Balint-Arbeit

Von B. Luban-Plozza

„Balint" als Denk- und Gefühlstraining

Die nach Michael Balint benannte Methode der Weiterbildung des Arztes ist darauf ausgerichtet, die Arzt-Patient-Beziehung in der medizinischen Praxis qualitativ zu einem wirksamen Instrument der Diagnose und der Therapie zu gestalten. Die Person des Arztes muß selbst als „der Arzt als Arznei" ins Zentrum der beruflichen Weiterbildung gerückt werden.

Das in der ärztlichen Praxis sonst weitgehend brachliegende psychologische Rüstzeug des Arztes wird in der Balint-Gruppenarbeit wissenschaftlich und methodisch – auf der Grundlage der modernen Tiefenpsychologie – zur Entwicklung und Differenzierung gebracht. Es wird in das medizinische Handeln – das *Handwerkliche* bleibt im Vordergrund – integriert. Dabei handelt es sich um etwas in der medizinischen Bildung grundsätzlich Neuartiges, nämlich um einen emotionalen – und nicht bloß rationalen – Lernprozeß. Dieser bezieht die Persönlichkeit des Therapeuten mit ein, seine psychologische Begabung, seine Emotionalität, sein Einfühlungsvermögen, seine Fähigkeit zum Gespräch und zu mitmenschlichen Beziehungen, sein Mitgefühl und seine Intuition.

Der Therapeut soll befähigt werden, die hinter den Klagen des Kranken verborgenen Probleme und Konflikte aufspüren, „übersetzen" und sie dem Patienten nahebringen zu können. Es geht darum, die irrationalen, unbewußten Signale, die im Verhalten besonders des schwierigen „Problempatienten" sichtbar werden, wahrzunehmen und zu verstehen.

Die Balint-Gruppenarbeit vermittelt im Sinne der Beziehungsdiagnostik Einsichten in die emotionale Beziehung zwischen Kranken und Therapeuten. Das richtige Sprechen mit dem Patienten und vor allem auch das Verstehen seiner Symbol- und Körpersprache (durch Gärung zur Klärung) gehören zum Prozeß der Beziehungsdiagnose und helfen, das ärztliche Mitagieren zu erkennen und zu vermeiden. Nach Balint kommt es darauf an, *„das Alte in einem neuen Licht zu sehen"*.

Der Erwerb von mehr psychosozialer Kompetenz geschieht hier durch *Denk-, Gefühls- und Gesprächstraining*. In der Gruppe von 10 bis 12 Kollegen stellt ein Therapeut einen Patienten vor mit dem Ziel, seinen „blinden Fleck" zu klären, der meist einem unbewußten Problem des Arztes entspricht, das durch den Patienten angesprochen wird. Diese patientenbezogene und praxisbezogene Methode will dem Arzt und auch schon dem Medizinstudenten helfen, die „Blickwendung nach innen" zu erlernen, die ihm den Abbau der eigenen Ängste in seiner Rolle und vor den Erwartungen des Patienten erleichtert.

Der unbefangene Austausch von Erfahrungen aus Praxis und Klinik bietet die

Möglichkeit des gezielteren Verständnisses von psychosomatischen Zusammenhängen.

Vor allem soll der Arzt für Gefühle sensibilisiert werden. So wird das Schubladendenken – hier psychische, da somatische Symptome – von selbst zugunsten der Frage nach dem Stellenwert des Psychischen in einer Krankheit zurücktreten.

Über das kollegiale Bedürfnis nach kasuistischer Fortbildung führt eine erhellende Balint-Arbeit auch zur therapeutischen Haltung des Arztes – Beziehungstherapie – im Dienste einer integrativen Therapie in Praxis und Krankenhaus.

Das patientenorientierte Denken und Handeln erweist sich als dringliche Ergänzung der krankheitsorientierten Spezialgebiete.

Verbale und averbale Kommunikation haben in der Arzt-Patient-Beziehung eine spezielle diagnostische wie therapeutische Bedeutung. Diese gilt es zu erkennen.

Bei vielen Menschen ist der Widerstand, psychogene Krankheitskomponenten zu akzeptieren, oft schwer genug zu überwinden. Er verführt zudem manchen Arzt dazu, sich von diesem Aspekt der Krankheit zu distanzieren. Erst nach Überwinden des Widerstandes, der sich in den verschiedensten Formen äußert, kann man mit „kommunikativer" Therapie das leib-seelische Gleichgewicht beim Kranken und vielleicht eine „gesunde" Beziehung zwischen dem Kranken und seiner Umwelt wiederherstellen.

Einer der wichtigsten therapeutischen Wege ist das richtige Sprechen mit dem Kranken sowie das Verstehen der „Sprache" auch des körperlichen Symptoms, das jeweils angeboten wird.

Um dieses zu erreichen, bedarf es einer geduldigen und kontinuierlichen Arbeit und nicht nur eines verlängerten Wochenendes mit Seminaren. Nach zwei bis drei Jahren zeigen sich dann aber auch die Erfolge.

Ich zitiere H.-G. Rechenberger:

„Wir haben in unserer Arbeitsgruppe die Teilnehmer schriftlich und anonym nach den Ergebnissen ihrer Mitarbeit in Balint-Gruppen befragt. Die meisten Antworten der Teilnehmer an Balint-Arbeit gruppierten sich nach mehrjähriger, mindestens jedoch 2jähriger Teilnahme (80 Sitzungen) um folgende Faktoren:

1. Die Ärzte verstanden ihre Patienten besser und sie wurden von diesen ebenfalls verstanden.
2. Der Verbrauch an Medikamenten ging zurück.
3. Die Teilnehmer empfanden mehr Freude an ihrer täglichen Arbeit als zuvor, weil
4. zu Problempatienten ein leichterer Zugang geschaffen wurde und diese sich auch besser verstanden fühlten."

Adler konnte zeigen, daß bei Patienten mit „psychogenen" Körpersymptomen durch „psychosomatische Behandlung" die Hospitalisierungsfrequenz, die Häufigkeit operativer Eingriffe und die Anzahl der Hausbesuche signifikant geringer wurden als bei der rein somatisch behandelten Kontrollgruppe. Wir sehen, welche *Einsparungen möglich* wären.

Die Allgemeinmedizin und mit ihr der *Hausarzt* spielen dabei eine immer größere Rolle. Was aber ist ein Hausarzt? Der Begriff umfaßt neben fachlicher Qualifikation auch ein spezielles menschliches Verhalten, welches z. B. bei der umfassenden kontinuierlichen Betreuung des Patienten durch den Arzt in einem tiefen Vertrauensverhältnis zum Tragen kommt.

Der Hausarzt ist der Anlaufpunkt für den Patienten. Er ist durch sein Wissen um die persönliche und soziale Umwelt des Patienten prädestiniert, ihm bei der Bewältigung seiner Probleme zu helfen.

Balint-Arbeit hat von jeher den Charakter der *Freiwilligkeit*. „Balint" ist keine

Institution, sondern soll so offen wie möglich sein; keine Glaubensbewegung, kein Mythos, sondern Gesprächsangebot, Diskussionsgrundlage, Denkanstoß, Initialzündung.
Dabei gibt es zwei Grundsätze:

1. Wahrung der Grundlagen der Methode (ansonsten kommt es zu „Balintoiden"),
2. Wahrung des persönlichen Stils.

Seit 1973 treffen wir uns *in Ascona* und versuchen den Kranken und uns selber besser zu verstehen. Verstehen zielt nämlich auf einen für den Patienten und den Arzt gemeinsamen Verstehenshorizont ab, der in ihrer Beziehung aufzubauen ist.
Zu den hiesigen *„Sensibilisierungsgruppen"* gehören *gleichzeitig Universitätsdozenten, Praktiker, Assistenzärzte und Studenten (sog. „Asconeser Modell").*
Der Arzt bedarf für sein Wirken einer praktikablen psychologischen Grundlage, wenn er die psychosozialen Faktoren bei der Diagnose und bei der Therapie optimal berücksichtigen will. Wohlverstanden: Es sollen damit nicht etwa Ärzte in einem Schnellkurs zu Psychotherapeuten getrimmt werden, sondern Ärzte – nicht etwa besonders Psychiater – und Studenten sollen Gelegenheit haben, im Gespräch miteinander die Erfahrungen und Probleme der täglichen Praxis auszutauschen oder etwas kennenzulernen.
Wie es im somatischen Bereich in den letzten zehn bis fünfzehn Jahren frappierende Fortschritte und Neuerkenntnisse auf dem Gebiete der Immunologie gegeben hat, so wird es notwendig sein, systematisch die Psychohygiene des menschlichen Individuums – Ärzte nicht ausgeschlossen – mit allen möglichen Mitteln und Methoden zu verbessern.

Arzt – Patient – Familie heute und morgen

Von H. Schipperges

Einführung

„Wer Fragen stellt", hat Michael Balint einmal gesagt, „erhält nur Antworten, sonst nichts", kluge oder nichtssagende Antworten, die in der Regel ohne Folge bleiben und somit der Frage kaum gerecht werden. Es ist eine zutiefst philosophische Einsicht der Tiefenpsychologie, daß man immer nur über die Fragwürdigkeiten, auf Umwegen und Irrwegen, den Weg zur Ganzheit einschlagen kann. Auf diesem Gang aber ist nichts ein für allemal zu erreichen oder endgültig zu beantworten. Die großen Lebensprobleme sind nie auf immer gelöst. Ihr Sinn scheint nicht im Resultat zu liegen, sondern in der Bearbeitung der Frage. Die Antwort ist eine Frucht des Unterwegs, so wie dies im übrigen auch alles Tun des Historikers ist, dem Historie eben nichts anderes ist als „angewandte Anthropologie" (Novalis). Dies gilt – wie ich meinen möchte – für kein Thema zutreffender als das dieser Tagung!

Arzt – Patient – Familie: ein so typisches, ein besonders dynamisches Dreiecksverhältnis, in dem ein jeder Teil seine „vita propria" hat, bei dem allerdings die Ärzte in erster Linie die Boten spielen, zwischen den Patienten und innerhalb wie außerhalb der Familie. In einer Zeit aber, wo „die Großfamilie mit ihren intim verflochtenen Bindungen verschwindet", hat wiederum Balint für die Medizin der Zukunft nichts weniger gefordert als eine systematische „Pharmakologie der Droge Arzt", jener so besonderen Droge, von der Balint kritisch meinte, sie sei „offenbar noch weit von jeder Standardisierung entfernt".

Und damit sind wir bei unserem Thema: dem ebenso klassischen wie problematischen Dreiecksverhältnis zwischen Patient und Arzt und Familie. Ich möchte versuchen

1. die Vorfelder der Familientherapie abzuleuchten, die heuristische Matrix gleichsam, wie sie uns die Geschichte als Muster für heute und morgen bietet. Ich sollte dann
2. Arzt und Patient auch etwas kritischer analysieren in der so kritischen Familie von heute, um dann
3. abschließend die Perspektiven einer familienzentrierten Heilkunde der Zukunft wenigstens anzuleuchten.

Mit dieser sehr einfachen Gliederung wären aber nun auch einige methodologische Kriterien zu verbinden, unter denen drei besonders herausgestellt seien: 1. Eine moderne Gesundheitsplanung und auch Familienpolitik wird den provinziellen Standpunkt der Kirchtumspolitik (ob Standespolitik oder Parteipolitik) verlassen müssen, um sich auf internationalem Niveau und mit transkulturellen Erfahrungen einer Pluralität der Heilsysteme anzuvertrauen. 2. Wir sollten nicht länger alles einzig und allein mit den Argumenten der Experten (in unserem Falle der Ärzte) in die Waagschale werfen, sondern auch analoge Berufe anhören und nicht zuletzt die Stimme des mündigen Partners, des schon laborierenden oder noch potentiellen Patienten. 3. Man darf nicht erwarten, in Zukunft noch irgendetwas aus dem Stand beurteilen oder planen zu können. Man sollte folglich die horizontalen Standpunktprothesen unserer empirischen Situationsanalysen aufgeben und eine möglichst freie Optik walten lassen, um mit den Perspektiven der Tradition erst verbindliche Konzepte auf die Zukunft hin zu entwerfen.

Auch die Geschichte der Medizin würde sich auf solchen Wegen der Erkundung pluraler Subkulturen wesentlich systematischer mit konkreten Konstellationen befassen, um die „Physiognomie vergangener Wirklichkeit" (Nipperdey 1973) in Erfahrung zu bringen. Hinter der Historie der Haupt- und Staatsaktionen würde dann auch die Geschichte des Alltags wieder erscheinen, eine Geschichte der Affekte und Emotionen, eine ganze Welt, von ihrer Innenseite her erfaßt, eine geradezu universelle Binnenökonomik, deren exemplarischer Schauplatz immer die Familie war und sein wird.

Vorfelder der Familientherapie

Lassen Sie mich beim Rückblick auf die Vorfelder der Familientherapie beginnen mit einer kurzen historischen Einstimmung, einer ebenso reizenden wie bedenklichen Erzählung: Die Silvesternacht des Jahres 1800 zum Neujahrsmorgen des kommenden Jahrhunderts verbrachten in Weimar – nach einem Maskenball – drei Männer im Gespräch: Schiller, damals 40 Jahre alt, Goethe, soeben 50 geworden, und Schelling, ein 25jähriger stürmischer Jüngling. Etwas später setzte sich Hufeland noch in die Runde. Wir haben in Henrich Steffens einen Augenzeugen dieses Gesprächskreises, der uns ein erstaunliches Spiel des Zufalls scheint, jedenfalls für das neue Säkulum eine bemerkenswerte Konstellation abgibt!

Der ruhende Pol dieser Runde war sicherlich Goethe, damals schon im Zenit seines Ruhmes, ein Mann des 18. Jahrhunderts noch, den das soeben anbrechende Zeitalter der Naturwissenschaft zunehmend verfremdet und nie wirklich gesehen hat. Zwar glaubte Novalis noch – vor 1800 – Goethe für die neue Physik gewonnen, und er sprach von ihm als dem „Liturgen dieser Physik", der seinen Dienst im Tempel vollkommen verstehe.

Auf den „einreißenden Philosophenhaß" seiner Zeit hatte wenige Tage vor dem Weimarer Treffen Friedrich Schiller – am 23. Dezember 1800 in einem Schreiben an Charlotte Gräfin Schimmelmann – aufmerksam gemacht, einen Haß auf die Philosophie, der sich in diesem anbrechenden Jahrhundert immer einschneidender manifestieren und der letzten Endes – im Zeichen der Aufklärung und mit aller aufklärerischen Radikalität – den „Abbruch der Tradition" in Szene setzen sollte. „An des Jahrhunderts Neige" (1789) hatte Schiller den neuen Menschen begrüßt als „den reifsten Sohn der Zeit, frei durch Vernunft, stark durch Gesetz, durch Sanftmut groß und reich durch Schätze, Herr der Natur".

Der dritte der Herren, Schelling, war 1775 geboren und starb 1854, ein längst abgewelktes Stück Romantik damals inmitten des naturwissenschaftlichen Zeitalters. Mit seiner Grundidee vom Menschen als einem Wesen, das bestimmt ist durch Natur und Geist, Leib wie Seele im Nicht-ohne-Verhältnis, schwebte Schelling das großangelegte Konzept einer „historischen Konstruktion der organischen Natur", vor, bei der „die reale und objektive Seite der allgemeinen Wissenschaft" aufgebaut werden sollte zum vollkommensten Ausdruck der Ideen und damit auch zur aufgeklärten Einheit des Menschen.

Dieser Prozeß insgesamt ist in der Tat gewaltig: Drei Weltalter vollziehen und vollenden das Weltgeschehen, das des Vaters, des Sohnes und das des Geistes. Dem petrinischen und paulinischen folgt das johanneische, das Dritte Reich. Diese Zeit des Geistes scheint mit der Aufklärung angebrochen: unheimliche Ideen, unglaubliche Häresien, die einer wissenschaftlichen Eschatologie vorarbeiten, hochaktuelle Prozesse auch, die über den Sozialdarwinismus und die kommunistischen Kulturrevolutionen weiterwirken bis in unsere Tage hinein. Mitten im Glanz der Aufklärung schwärmt Lessing in seiner *Erziehung des Menschengeschlechts* von einem kommenden Reich, das mit uns wachsen soll in das „dritte Zeitalter". In seiner *Staatslehre* (1813) sah Fichte die Menschheit bereits in die neue Epoche eingetreten, und in seiner Jugendschrift *Der Geist des Christentums und sein Schicksal* wiederholte Hegel noch einmal jene uralte Verheißung, die den objektiven Geist mit dem subjektiven endlich vereinigen werde. Über Ludwig Feuerbach wurden diese philosophischen Spekulationen wieder zurückgewendet auf ihren anthropologischen Mittelpunkt, um dann vom jungen Marx noch einmal vom Kopf auf die Füße gestellt zu werden.

Mit dieser kurzen einstimmenden Erzählung, die sich leicht ausbauen ließe zu einer Kulturgeschichte und Kulturkritik der Moderne, haben wir einen Einblick gewonnen in den ideengeschichtlichen Hintergrund eines so gewaltigen Komplexes, wie er gegeben ist mit der Familie, der Pathologie ihres Alltags, ihren schier uferlosen Interaktionen und all ihrer Produktion und Konsumtion. Das „Materielle" selbst des historischen Materialismus ist ja nicht die „Natur" als solche, es ist die Aneignung der natürlichen Substanz durch den Menschen.

Der Prozeß der materiellen Produktion – und damit auch der Prozeß der Sozialisation – findet naturgemäß nicht in den spekulativen Gefilden der Weltseele oder der Gesellschaft statt, sondern zunächst einmal in der Familie. Das Familienleben modifiziert denn auch in jeder Weise die menschliche Natur, auch wenn heute mehr und mehr die Werbeagenturen, Medien und Massenbetreuung diese vitalen Funktionen zu übernehmen scheinen. Das häusliche Privatleben wird immer noch weitaus unmittelbarer von der Tradition bestimmt als das gesamte öffentliche Leben, und es könnte auch wesentlich wirksamer den öffentlichen Lebensstil prägen – in der Familie nämlich als der optimal effektiven Organisation kleiner Gruppen.

Zur Natur des Menschen gehört es nun einmal, daß sie nicht abstrakt und nicht autonom gedacht werden kann: Sie bedarf zu ihrer geschichtlichen Entfaltung, ihrer „physis" gleichsam, einer physischen Umgebung und einer sozialen Einordnung. Personalität geht über das Selbstbedürfnis hinaus und tendiert auf Gemeinschaft, auf ein „opus alterum per alterum", wie Hildegard von Bingen diese zentrale anthropologische Dimension beschrieben hat, wo in der Tat einer sich am anderen verwirklicht.

Den gleichen Grundgedanken finden wir 100 Jahre später bei Albertus Magnus wieder, wo wir zu unserem Erstaunen lesen: „Homo conjugale animal est magis quam politicum"; die Hausgemeinschaft ist älter und fundamentaler als das Staatswesen. Daher sei es dem Menschen wesensgemäß, nach Haus und Heim zu streben: „Tendere ad domus constitutionem", zur Konstituierung einer Hausgemeinschaft.

Bis in das 19. Jahrhundert hinein ist mit „familia" noch die Lebensgemeinschaft des ganzen Hauses gemeint, eines „oikos“ und seiner „oikonomia“, seiner Hege und Pflege. In seinem Hausbuch mit dem Titel *Georgica Curiosa* schildert uns (1682) der Landadelige von Hohberg die Sorge um diese familiäre Gemeinschaft, die „cura domestica“, wie sie der „oeconomus prudens“, ein kluger Hausvater, nun einmal aufzubringen hat. Der „Ökonom“ ist hier noch der „Wirt“ im Sinne der alten aristotelischen Ökonomik, der Pfleger des Haushalts, der Leiter der gesunden Lebensführung, der Fachmann auch für die Diätetik, die Materia medica, die Kleine Chirurgie. Er ist es, der in weiser Voraussicht die Normen setzt, jedem das Seine zuteilt, planvoll eingreift und alles mit Zucht und Maß verwaltet.

Damit finden wir zu unserer Überraschung in dieser kleinen Gemeinschaft nicht nur die klassische Diätetik und Hygiene wieder (den gebildeten Umgang mit Essen und Trinken, Schlafen und Beischlafen, Schaffen und Feiern, mit allen Affekten und Emotionen), sondern auch jene vier Kardinaltugenden, die zu allen Zeiten als Restitutionsfaktoren gegen die Risikofaktoren standen, und deren physiologische und therapeutische Potenz wir erst heute wieder entdecken: zuoberst die Klugheit, die „prudentia“ als „providentia“ (so schon im Titel des „Oeconomus prudens“ von Florinus), sodann die Gerechtigkeit, die jedem das Seine gibt und dabei der Selbsthilfe einer jeden sozialen Ordnung vertraut; ferner die Tapferkeit, die den Mut zum Eingreifen aufbringt, und nicht zuletzt die „temperantia“, Zucht und Maß als Urmuster ärztlicher Gleichgewichtspolitik: alles in allem die Tugenden geregelter, maßvoller, gesunder Lebensstilisierung.

Neben den allgemeinen Anweisungen für eine sittliche und gesunde Lebensführung findet sich in allen Büchern der „Hausväter“ und auch der „Hausmütter“ eine überraschend detaillierte Medizin, die oft den Charakter eines systematischen Lehrbuches annimmt, so, wenn der „Florinus“ handelt „von der Anatomie, Erkenntnis der Krankheiten und dargegen dienliche Arzneyen, bey allerhand sich ereigneten Zufällen, samt einem Anhang bewährter Haus-Mittel“. Behandelt wird demnach die scholastische Medizin in „theorica“ wie „practica“, ihre „res naturales“, die Physiologie, die „res contra naturam“, die Pathologie, wie auch die „res non naturales“, Diätetik und Hygiene. Die medikamentöse Therapie, die „materia medica“, ist demgegenüber zweitrangig; sie soll nicht „gegen den Willen der Natur“ angewandt werden; führend bleibt die „vis medicatrix naturae“.

Ist der Mensch in dieser Lebensökonomik doch (wie Hamann das formuliert hat) „nicht nur ein lebendiger Acker, sondern auch der Sohn des Ackers, und nicht nur Acker und Same, sondern auch der König des Feldes“. Er ist nicht nur „homo natura“, sondern auch „homo cultura“. Er ist der Gärtner, die Familie aber das exemplarische Lebensfeld: „Also ist der Mensch sein eigener Arzt“, wie Paracelsus daraus gefolgert hat: „Denn so er der Natur hilft, so gibt sie ihm seine Notdurft und gibt ihm also zu eigen seinen Garten zu eigener Kultivierung. Denn wenn wir nur gründlich genug den Dingen nachdenken und trachten, so ist unsere eigene Natur selbst unser Arzt.“

Der „Hausvater“ ist es, der hier alle Autorität vertritt und im Prinzip auch jede Form von Familientherapie garantiert. Der Arzt wird nur konsultativ oder im äußersten Notfall herangezogen. Und so hat es auch der Staat nicht mit der Regierung einzelner Bürger oder Familien zu tun, sondern einzig und allein mit der Regierung der Häupter der Familie. Das medizinische Kapitel des *Hausvaters* von

Münchhausen (Hannover 1764) trägt daher eindeutig den Titel: „Der Hausvater sein Arzt". Ziel eines solchen Haushaltes ist nicht die Produktion für den Markt, sondern die Wohlfahrt aller Hausgenossen, das Wohlbefinden der gesamten Familie. An die Stelle der Familie sollte freilich bald schon der Staat treten, jener „Vater Staat" eben, der eher die Abwesenheit des Vaters dokumentiert, während die Gesellschaft zur „Nährmutter" wird, von der aller Segen ausgeht.

Auf der anderen Seite wissen wir aber auch nur zu gut, daß sich in der modernen Industriegesellschaft niemand mehr allein – durch noch so vernünftige Lebensweise – gesund erhalten kann. Hier waren einfach die Einrichtungen einer fortschrittlichen Hygiene notwendig, die Abwässerbeseitigung, Trinkwasserversorgung, Reinhaltung der Luft, eine polizeiliche Überwachung der Lebensmittelherstellung und des Lebensmittelverkehrs und vieles andere mehr. Von einer „Wirtschaftslehre von der Gesundheit" hatte der Hygieniker Max von Pettenkofer bereits gesprochen, ganz im Sinne der Leibnizschen Idee von einer „Medizin von sozusagen vorsorgender Art". Eine „vorbauende Medizin" hatte um die Jahrhundertwende der Arzt Jakob Laurenz Sonderegger aus Sankt Gallen immer wieder gefordert, besonders herausfordernd in einem Werk mit dem kämpferischen Titel *Vorposten der Gesundheitspflege,* wo es heißt, daß wir Menschen nun einmal füreinander solidarisch haftbar seien, und weiter: „Was wir am einen verschulden, dafür straft uns der andere. Was wir an Schulen versäumen, an Ordnung in Familien und Gemeinden vernachlässigen, das bezahlen wir als Armensteuer, an die Strafrechtspflege und ans Zuchthaus, und was wir an dem Kranken heute ersparen, das holt der Krüppel siebenfach wieder." Daher der energische Appell an den Arzt, den Hausarzt, den Familienarzt: „Wenn du nicht ein Anwalt der Hilflosen und der Kranken, ein Erzieher zur Gesundheit deines Volkes bist, wer soll es dann sein." Daher auch die Maxime für jeden Arzt, jeden Lehrer, jedermann: „Lehre die Menschen haushälterisch sein mit dem eigenen Leben und barmherzig mit dem Leben anderer!"

Was wir dem historischen Vorfeld einer Familienmedizin entnehmen konnten, ist alles andere als ein Patentrezept für die Zukunft, sondern eher schon ein heuristisches Muster für die aktuelle Situation jener „Primären Gesundheitsversorgung", einer „primary health care", wie sie erstmalig und ganz eindeutug in der Deklaration der Konferenz von Alma-Ata (1978) vor uns liegt. Erwartet wird hier eine „wesentliche Gesundheitsversorgung", die zu begründen wäre auf wissenschaftlich gesicherten Methoden und sozial annehmbaren Techniken. Sie soll vor allem den Familien und damit der Gemeinschaft zugänglich sein; und sie sollte getragen werden in voller „Eigenverantwortung und Selbstbestimmung". Denn „sie bildet einen wesentlichen Bestandteil sowohl des Gesundheitssystems, dessen zentrale Funktion und dessen Angelpunkt sie ist, als auch der allgemeinen sozialen und wirtschaftlichen Entwicklung eines Landes." Sie ist als neue Form der Gesundheitswissenschaft eine Theorie, die ganz und gar ausgerichtet ist auf die Praxis. Eine ideale Gesundheitssicherung scheint nur dort möglich, wo die Eigenverantwortung mit einer gesellschaftlichen Ergänzungs- und Zusatzleistung im Einklang steht, wo die private Gesundheitsbildung harmonisiert worden ist mit der Gesundheitsbildung in größeren und kleineren Gruppen, dem Staat also oder der Familie, in der sich seit jeher soziale und ethische Wertordnungen noch am besten verwirklicht haben.

Die durchlaufende anthropologische Grundidee der älteren Heilkunde, wonach der Mensch bestimmt ist durch Natur und Geist, müßte weniger – um auf unser Ausgangsgespräch zurückzukommen – im Sinne der idealistischen Identitätslehre Schellings aufgearbeitet werden als im Geiste Goethescher Erfahrung und Gegenständlichkeit, prismatisch variiert und immer wieder von neuem modifiziert. Der Mensch lebt mit Leib und Geist in einem Nicht-ohne-Verhältnis, insofern die Materie „nie ohne Geist, der Geist nie ohne Materie“ sein kann, oder mit einem anderen Goethe-Zitat: „Wem es nicht zu Kopfe will, daß Geist und Materie, Seele und Körper, Gedanke und Ausdehnung, Wille und Bewegung die notwendigen Doppelingredienzien des Universums waren, sind und sein werden, die beide gleiche Rechte für sich fordern, und deswegen beide zusammen wohl als Stellvertreter Gottes angesehen werden können, – der zu dieser Vorstellung sich nicht erheben kann, der hätte das Denken längst aufgeben sollen.“

Patient und Arzt in der Familie von heute

Damit sind wir wieder auf den Ausgangspunkt unserer Thematik verwiesen, das Dreieck „Patient, Arzt, Familie“ in heutiger Sicht, wobei es höchst aufschlußreich ist, daß bereits als erster Begriff dieser Triade der „Patient“ erscheint. Der Patient ist ja heute die große Mode geworden: der aufgeklärte, der mündige, der Problempatient, der selbstbestimmende und kritisch reflektierende Patient, um den sich heute alle Wissenschaft und auch die neue, mehr kranken- als krankheitsorientierte Medizin dreht, ein Patient, an dem sich unser ganzes Gesundheitswesen zu orientieren sucht. Zum ausschließlichen Wohle dieses kranken Menschen werden großartige Institutionen etabliert, neuartige Teams gegründet, therapeutische Kommunen formiert und Gruppenpraxen ins Leben gerufen.

„Salus aegroti suprema lex“: So steht es in goldenen Lettern über den Portalen unserer Krankenanstalten. Dabei ist noch niemals in der ganzen Geschichte der Medizin ein Krankenhaus um eines Patienten willen gebaut worden. Im Mittelalter wurden die Spitäler errichtet, um das Seelenheil der Stifter zu garantieren. Heute ist es das kommunale oder staatliche Sozialprestige, das die Krankenpaläste erstellt. Und morgen – wenn man einen Blick in die Planungen wirft – ist man schon zufrieden, wenn möglichst perfekt der Verkehr geregelt ist (kollisionsfreie Versorgungswege, Besucherwege, Studentengänge, Pflegebahnen, ärztliche Knotenpunkte usw.). Und wenn aus solcher Netzwerkplanung ausgerechnet wieder die Form eines Kreuzes resultiert, so ist das der reine Zufall, während es im Mittelalter das Prinzip war. Damals lebten Gesunde und Kranke eng zusammen; das Spital war noch – analog zur Familie – Mittelpunkt einer Gemeinschaft von Gesunden und Kranken.

Kein Problem unserer Tage, das sich nicht an der Familie kristallisieren würde. Zu denken ist nur an die Bevölkerungsexplosion und die Welternährung, an die Schule oder die Freizeit, an die Stellung der Frau vor allem im öffentlichen Leben, ihre Emanzipation etwa und damit verkoppelt eine doppelte und dreifache Belastung! Zu denken ist an die Rolle der Leiblichkeit, der Geschlechtlichkeit, im privaten Alltag wie im öffentlichen Raum, Szenarium nicht zuletzt einer Pathologie des Alltags: alles Familienfragen im Grunde genommen, bis hin zu Familienrecht und Familienpolitik. Darin eingeschlossen sind die beiden Schwergewichte einer jeden Familienphilosophie: das Prinzip bleibender Part-

nerschaft und das Prinzip möglicher Nachkommenschaft.
Der säkulare Einbruch in den Kern dieser Familie geht heute vor unser aller Augen vor sich. Seine Symptome sind: die Dezimierung der Kernfamilie durch Kriege und Entkinderung, die Auflösung dörflicher Sippen, die Veränderung der Arbeitstechniken auch in den Haushalten, die Mobilisierung der Berufswelt, die Liberalisierung der Sexualität und mit allem verbunden neue Formen und nie gekannte Belastungen durch den psychosozialen Streß, der Verlust der Welt des Märchens beispielsweise auch, das Kindern doch so überzeugend Weltbild vermitteln konnte. Innerhalb weniger Generationen sind die gerade von den Pädagogen so leidenschaftlich beschworenen Elemente der jüdisch-christlichen Tradition sang- und klanglos aus den Schulen verschwunden und mehr und mehr auch aus den Familien.
Der Heidelberger Historiker Werner Conze hat kürzlich vor der Akademie der Wissenschaften von einer „Erosion der Familienstrukturen" gesprochen: Die Institution zerbricht in sich selbst, verwittert, zersplittert, verkümmert, verwelkt, verfault, stirbt ab und – ist nicht mehr da! Noch seien sie zwar da, trotz wachsender Instabilität und einer immer autonomer werdenden Subkultur der Jugendlichen; noch seien sie da, die Männer und Frauen, die sich binden und trennen „wie Güterwagen auf einem Rangierbahnhof" (mit all den dazu gehörenden Kupplungstechniken im Zuge der Zeit). Aber bald wird dieser Zug abgefahren und nicht mehr zu sehen sein!
Wir produzieren freilich immer noch – ebenso kurzfristig wie kurzsichtig – munter drauflos, trotz allen Geschreis um die Rezession, wobei von all den produzierten Erzeugnissen ein rundes Drittel lebensnotwendig sein dürfte, ein weiteres Drittel sicherlich überflüssig und das letzte Drittel absolut schädlich ist. Wie sieht sie denn letztlich aus, die Familienstruktur unserer Wegwerfgesellschaft? Die Kinder kommen auf die Welt in Kinderkliniken, wachsen auf in Kinderhorten, Kinderkrippen, Kindergärten. Die Kranken kommen in Krankenhäuser, die Irren in Irrenanstalten, die Alten in Altersheime, Senioren in Seniorenstifte, die Sterbenden in Sterbekliniken, die Leichen ins Leichenhaus, die Toten auf den Totenacker. Nur zu oft ist Familie heute schon nichts anderes mehr als „eine bevorzugte Bühne für Öde, Sprachlosigkeit, Brutalität" (Siegusch). Hier spielt er seine beklemmende Rolle, all dieser „Egoismus zu zweit" oder zu dritt. Hier geht sie Tag für Tag über die Bühne, unsere so „spießige und völlig puerile Existenz" (Devereux). Das Wort „Familienbande" – so Karl Kraus – hat in der Tat einen „Beigeschmack von Wahrheit", Familienbande auch heute noch!
Zu dieser im Grunde genommen deletären Entwicklung einige wenige Zahlen, Daten und Fakten: Im Jahre 1976 wurden in der Bundesrepublik Deutschland 110000 Ehen geschieden; die meisten Partner hinterließen minderjährige Kinder, 106000 an der Zahl. Im Jahre 1960 lag der Anteil der Scheidungen bei 10%, 1976 bereits bei 30%, und er wird weiter wachsen. Zu Beginn unseres Jahrhunderts betrug die durchschnittliche Dauer einer Ehe 17 Jahre, heute – sofern nicht geschieden – 45 Jahre. Die durchschnittliche Kinderzahl ist im gleichen Zeitraum auf eine groteske Weise umgekippt: von 4,1 im Jahre 1900 auf 1,4 im Jahre 1980! Im Jahre 2000 könnte uns dann statt eines „Jahr des Kindes" das „Kind des Jahres" beschert werden, und dies am Ende eines Jahrhunderts, das man so feierlich als das „Jahrhundert des Kindes" eingeläutet hatte.
Jahr für Jahr werden in der Bundesrepublik Deutschland 1800 schwere Kindes-

mißhandlungen bekannt; die Dunkelziffer, so schätzen Experten, liegt bei 40000. Jährlich verüben 500 Kinder Selbstmord. Eine Viertelmillion von Fällen krimineller Devianz muß vor die Jugendgerichtshilfe. 7000 Eltern wird jährlich das Sorgerecht entzogen, 3000 Jugendliche landen Jahr für Jahr in den Heimen und Anstalten. 20000 Jugendliche brennen durch. Tausende von Kindern werden totgetrampelt, totgefahren: 65000 Opfer von Verkehrsunfällen in 1 Jahr, davon 1400 mit Todesfolge.

Dabei sind die gesundheitspolitischen Investitionen für das Kind enorm. Die finanziellen Aufwendungen für ein Kind liegen im Durchschnitt bei 400 DM im Monat; bei einer Ausbildungszeit von rund 20 Jahren bedeutet das 100000 DM pro Kind, und in der gleichen Größenordnung liegen natürlich auch die Ersparnisse, wenn man die Kinderzahl künstlich beschränkt. Die Einsparung von Kinderkosten bedeutet aber nicht nur ein Ansteigen der Sparrate, sondern auch weniger Nachfrage nach hochwertigen Konsumgütern und damit wieder nachlassende Investitionsbereitschaft. Das nur am Rande, andere Phänomene erscheinen mir wesentlicher.

Man achte nur einmal kritisch auf das, was sich innerhalb weniger Generationen im Ablauf der „Lebensuhr" verheirateter Frauen gewandelt hat. Das durchschnittliche Alter bei der Menarche betrug um 1900 16 Jahre, heute beträgt es 12 Jahre. Die Menopause trat früher mit 45, heute mit 51 Jahren ein. Die fruchtbare Phase hat sich somit von 30 auf 45 Jahre ausgedehnt. Mit anderen Worten: Die Kindheit hat sich reduziert von 16 auf 12 Jahre; das Erwachsenenalter ist gestiegen von 42 auf 65 Jahre. Verlängert erscheint auch die Ehedauer, nämlich von 31 Jahren auf 45 Jahre. Am dramatischsten gewandelt im Leben der Frau freilich hat sich die Phase der sog. „nachelterlichen Gefährtenschaft", der Zeitraum also zwischen dem Ausscheiden des letztgeborenen Kindes aus dem Familienverband und dem Tod des Ehepartners: von 0,1 Jahren nämlich um 1700 auf 21 Jahre um 1980. Vor 200 Jahren hatte eine Frau bei der Geburt ihres letzten Kindes zwei Drittel ihres bewußten Lebens hinter sich, heute hat sie noch zwei Drittel vor sich.

Was ereignet sich eigentlich in der Familie, wenn im Zweigenerationenhaushalt bereits mit 45 Jahren der Frau das Haus zum leeren Nest schrumpft? Was leisten sich jene 5 Millionen Frauen im besten Alter, die – zumeist ohne wirtschaftliche Sorgen und ohne konkrete Tätigkeit – über Jahrzehnte hinweg in den Tag hinein leben? Und was leistet sich eine Gesellschaft, wenn sie auf dieses Reservoir lebenserfahrener Menschen nicht den geringsten Wert legt, mehr noch: wenn sie einem vollen Zehntel ihrer Bevölkerung nicht einmal eine Chance einzuräumen gewillt ist bei der Wiedereingliederung in die Arbeitswelt, in die Lebenswelt, in einen sinnvollen Alltag!

Die Familie ist längst nicht mehr eine Oase gesunden und heilen Lebens, sie ist nur zu oft die Quelle von Kränkungen und Kranksein, worauf uns moderne Medizinsoziologen hinweisen mit ihren Analysen zum „Gesundheitsverhalten" und jenem „Krankheitsverhalten", das eingebettet ist in das Gesamtverhalten einer Persönlichkeit und seiner Gemeinschaft. Was ist damit gemeint? Statt des medizinsoziologischen Fachchinesisch soll ein ganz plastisches Bild vor Augen geführt werden, das unsere Situation schlagartig beleuchtet: jenes Verhältnis nämlich von Arzt und Patient, das nicht immer als besonders glücklich angesehen werden muß und das im Jargon der Medizinsoziologen als „unsymmetrisch" bezeichnet wird.

Nun könnte es scheinen, als ob auch

heute noch nichts auf der Welt selbstverständlicher wäre als das Verhältnis von Arzt und Patient. Drei Punkte seien herausgegriffen: 1) Wer sich in einer Familie krank fühlt, ruft den Arzt. 2) Der Arzt kommt und stellt die Ursache der Störung fest. 3) Der Patient bekommt ein Mittel verordnet, nimmt dieses ein und wird wieder gesund. So – sollte man meinen – geht es in der Regel zu, und so wäre es doch auch ganz vernünftig. Jede wissenschaftliche Untersuchung zeigt indes, daß dies keineswegs der Fall ist, daß das Verhältnis sich vielmehr als äußerst kompliziert, und oft geradezu als paradox, erweist.

Zu Punkt 1: Wer sich in der Familie krank fühlt, geht zum Arzt. Neueste Feldstudien haben eindeutig gezeigt, daß die an sich so vernünftige Annahme „Man geht zum Arzt, wenn man krank ist“, keineswegs der Realität entspricht. Von 1000 Leidenden bleiben weit mehr als 500 im Laiensystem der Familie (behandeln sich selbst, vertrauen auf die Natur, profitieren von den Erfahrungen anderer, kennen einen Heilpraktiker und dgl., haben noch etwas in der Hausapotheke usw.). Die anderen 500 gehen zum Arzt; aber auch bei der Entscheidung zum Arztbesuch spielen die verschiedensten Momente eine Rolle. Dies sind etwa persönliche Emotionen, Einflüsse der sozialen Umwelt, – wiederum in erster Linie der Familie –, irrationale Entscheidungen; dann natürlich auch Art und Qualität der Symptome. Kaum die Hälfte unserer leidenden Mitbürger geht also zum Arzt, wird Glied des Betroffenenkollektivs und beginnt seine Patientenkarriere. Von diesen 500 wiederum kommen 490 zum Allgemeinarzt, gleiten durch die Facharztpraxen; nur 10 Patienten kommen in ein Krankenhaus, einer davon in eine Universitätsklinik. Etwa 75% aller morbiden Episoden werden somit im Laiensystem bewältigt, in erster Linie im Rahmen der Familie. Behandelt werden vornehmlich Erkrankungen der Atemorgane, rheumatische Beschwerden, Verdauungsstörungen, nervöse Leiden. Darüber hinaus werden hier in der Familie die vermutlich allein wirksamen primär-präventiven Aktivitäten entfaltet in bezug auf Ernährung und Bewegung, das Schlafritual, auf den Abbau von Emotionen und den Aufbau einer kulivierten Atmosphäre.

Zu Punkt 2: Der Arzt untersucht den Patienten und stellt die Art der Störung fest, die Diagnose also, der dann die entsprechende Behandlung folgt. Das mag vor 50 Jahren noch der Fall gewesen sein, als man bei einem akuten Infekt den Erreger wußte und für jeden Erreger die spezifische Therapie. Aber diese monokausalen Infektionskrankheiten spielen heute kaum noch eine Rolle, dafür haben die multifaktoriellen Wohlstandsleiden (Infarkt, Bronchialkrebs, Leberzirrhose) den Charakter von weltweiten Seuchen angenommen. In der Regel wird heute beim Arztbesuch eben keine Diagnose mehr gestellt; es werden Symptome konstatiert und therapiert. Und selbst dann, wenn das Leiden klar auf der Hand liegt, so ist unsere Apparate- und Rezeptemedizin doch recht machtlos geworden, da die Ursache dieser Zivilisationskrankheiten meist im eigenen Verhalten begründet ist oder an den sozialen Verhältnissen liegt.

Der dritte und wichtigste Punkt: Der Patient bekommt ein Mittel verordnet, nimmt dieses ein und wird wieder gesund. Wie sieht das in Wirklichkeit aus? Aus zahlreichen Umfragen und Analysen geht eindeutig hervor, daß nur 45% der Patienten die verordneten Medikamente restlos verbrauchen. Bei der Nichtbefolgung (Non-Compliance) spielt natürlich die Art der Erkrankung eine wichtige Rolle: Die Krankheit selbst schafft oft ihre objektiven Rahmenbedingungen, wie etwa der Diabetes, der eine relativ selbständige Dauerbehandlung erfordert, wie überhaupt jeder chronisch Kranke auf die Dauer gesehen sein eigener Arzt und der Arzt dann mehr Begleiter als Operateur sein wird.

Summa summarum zeigen sich auch hier wieder die Schwerpunkte im Bereich der chronisch Kranken, Schwerpunkte, die immer bedrückender und bedrängender sich mit dem allgemeinen Dilemma der 80er Jahre vermischen und verdichten, wenn man hinzurechnet Überalterung und Frühinvalidisierung, die Addierung der Risikofaktoren oder auch jener „Kettenkrankheiten", wie sie durch Multimorbidität und Multimedikation erst künstlich gebildet werden (Bock 1978). Schädigungen werden hier – wie bei der Karzinogenese – auf unser Konto geschrieben, die erst in erschreckender Latenz nach 20 bis 30 Jahren irgendwann, irgendwo manifest werden.

Es werden nicht zuletzt die chronisch Kranken sein, die ein gänzlich neues Arzt-Patienten-Verhältnis in Szene setzen werden, sog. „Coping"-Prozesse, die den Arzt wieder zum Berater und Begleiter machen, jedenfalls ein langfristiges Bündnis mit dem chronisch Kranken erfordern mit dem Ziel einer oft nur bedingten Gesundheit, die uns mehr und mehr aber auch die Einsicht vermittelt, daß Kranksein und Gesundsein einfach nicht verschiedenartigen Kategorien zugewiesen werden können.

Hier soll nur auf die beiden neuesten Schlagwörter aufmerksam gemacht werden, die heute in aller Welt schon die Runde machen: auf die Begriffe „Coping" und „Compliance". „Coping" kommt von „to cope", was so viel heißt wie: meistern, bewältigen, mit etwas fertig werden, genauer: die Art und Weise, wie man das wird und auf Dauer leisten kann. Es ist der Prozeß der Krisenbewältigung selbst angesprochen und damit auch das Bewältigungsverhalten. Diese Coping-Prozeduren kann ein Arzt nicht sorgfältig genug beobachten, und er muß sie einfach kennenlernen, will ihm die Begleitung des Kranken nicht ganz und gar aus der Hand gleiten.

Wie weit die therapiebegleitenden Möglichkeiten den Ärzten bereits entglitten sind, zeigt der zweite, wiederum so modisch auftauchende Begriff, die „Compliance" nämlich, was wörtlich Entsprechung oder Einwilligung bedeutet, als Non-Compliance auch das rebellische Krankenverhalten umschreibt, das bis zur Selbstsabotage gehen kann, das aber auch alle Möglichkeiten eines vertrauenden Einwilligens und Mitmachens offenläßt und freigibt. Dies geht nur zu oft bis zur Willfährigkeit und Unterwürfigkeit des erkrankten Partners – und dies jeweils gesteigert im Falle eines chronischen Leidens.

Die chronisch Kranken haben sich einfach anzupassen an den Bruch ihrer Lebensform, und sie suchen mehr oder weniger bewußt ein völlig neuartiges Gleichgewichtssystem. Beispiele hierfür sind die oft so dramatischen Ereignisse oder Erlebnisse beim Anus praeter, beim Diabetes, mit den Herzschrittmachern oder der künstlichen Niere. Hier stellen sich für Arzt wie Patient und nicht zuletzt die Familie völlig neue Aufgaben, wie die Bereitschaft zum Umorientieren, das Setzen von kleinen, konkreten Zielen, die Anpassung an ein fließendes Gleichgewichtssystem, Anpassung auch an höchst komplizierte therapeutische Strategien. Der Internist Bock (1978) spricht von der „Notwendigkeit mehrgleisiger chronischer Therapieführung". Heraufbeschworen wird aber auch von Bock die Möglichkeit pharmazieersetzender Heilmaßnahmen, die Rolle der physikalischen, psychagogischen, diätetischen Therapie und damit wiederum die der

Beratung und Begleitung im Rahmen der Familie.

Es ist kaum zu bezweifeln, daß angesichts dieser so ungemein komplexen Situation der chronisch Kranken die moderne Medizin vielfach noch an der Wirklichkeit vorbeilebt, ja, daß die Heiltechniken einer immer intensiver werdenden Notfallmedizin die Realität geradezu ausschalten. Denn auch diese, unsere so moderne, sich als Wissenschaft repräsentierende Medizin ist immer noch jenem Nachtwächter vergleichbar, auf den schon Lieutaud, der Leibarzt Ludwigs XVI., hingewiesen hatte: nämlich dem Nachtwächter, der alle Plätze und Straßen einer Stadt kennt, der genau weiß, was die Glocke geschlagen hat, aber nie erfährt, was hinter den Fassaden vor sich geht. Diese Nachtwächterwissenschaft ist es in erster Linie, die unsere rebellischen Studenten attackiert haben und der sie dann doch – mit ihrem so modischen Ruf nach medizinischer Psychologie und medizinischer Soziologie – am meisten verfallen sind.

Perspektiven einer familienzentrierten Heilkunde

Damit kommen wir auf einige Perspektiven einer familienzentrierten Medizin zu sprechen, einer wirklichen Heilkunde, die eine Familienphilosophie, eine Familienmedizin und natürlich auch eine Familienpolitik, die diesen Namen wirklich verdiente, enthalten müßte. Zu erinnern ist noch einmal an die „Deklaration von Alma-Ata“ (1978), wo nicht nur die Prinzipien einer primären Gesundheitssicherung („primary health care“) aufgestellt wurden, sondern auch sehr konkrete Empfehlungen zur Entwicklung von Gesundheitssicherungen formuliert werden konnten, wo erstmals ganz eindeutig die Weichen gestellt wurden für die Verlagerung der Schwergewichte von der kurativen Heiltechnik auf die prävenierenden Heilstrategien. Gesundheitsschutz, Gesundheitsfürsorge und Gesundheitssicherung sind freilich nur bloße Alternativprogramme gegen eine ausschließliche Krankenversorgung, Behindertenfürsorge und Sozialversicherung, die uns allen im Laufe der letzten Jahrzehnte so vertraut und schon ganz selbstverständlich geworden sind, während die neuen Wege vielfach noch erprobt werden müssen und nur als ein Übergang gedacht sein sollen, als ein Weg, der mir freilich – nach all den utopischen Entwürfen einer zweiten, einer dritten, einer endgültigen Aufklärung – als durchaus gangbar erscheint: als der Übergang nämlich zu einer die beiden Bereiche – die Krankenversorgung wie die Gesundheitssicherung – integrierenden Heilkunde, die ich persönlich für die Medizin der Zukunft halte.

Unter einer solchen strategischen Perspektive aber hätten wir zunächst einmal die Familie zu begreifen als das, was man heute ein „System“ nennt, nämlich als einen Komplex von Geflechten und Vernetzungen, in den oft Dutzende von Personen verflochten sind. Dies sind Freunde, Bekannte, Nachbarn, Schulkameraden und natürlich auch – wenn überhaupt noch – die Ärzte, spezifisch wiederum mit ihren Grundfigurationen der Sozialisation, der Bildung, der Religiosität: eine Welt an Privatheit, Subjektivität, Intimität, eine wahre Gegen-Welt im Grunde genommen, ein flammendes Kontra gegen die Welt der Anonymität, des Konsums, der Aggression, der Glücksgefräßigkeit, eine Kerngruppe gebildeten Lebens: als Eßgemeinschaft mit ihren Mahlzeiten, als Schlafgemeinschaft in besonders intimem Verkehr, als Sprachgemeinschaft in spezifischem Dialekt, als Wohngemeinschaft zum Austausch aller Affekte, als therapeutische Gemeinschaft auch überall da, wo

Hilfe in Not erforderlich ist, notwendig wird; also eine unerschöpflich kreative Lebensordnung kleiner Gemeinschaften, die nicht nur die Kindheit menschlicher, nicht nur das Altern erträglicher macht, sondern alle Lebenskrisen befristeter Existenz humaner gestaltet.

Das ist wirklich ein merkwürdiges Phänomen. „Denn", wie Nietzsche im Nachlaß schreibt, „Nachkommen haben – das erst macht den Menschen stetig, zusammenhängend und fähig, Verzicht zu leisten: es ist die beste Erziehung." Und genauso umgekehrt: „Nichts zu erzeugen und nichts zu pflegen in sorgender Liebe", das, sagt Hölderlin im *Wanderer*, „ist der Tod."

Vor diesem Hintergrund erst könnten wir den Einbau der Medizin in das „System Familie" systematischer betreiben, wobei es wohl nicht so sehr auf die Rückkehr zum guten alten Hausarzt ankommt, sondern eher auf eine entschlossene Hinwendung zum „family doctor" in einer „family medicine", am meisten und entscheidend aber auf neue Strategien einer neuen Familienmedizin. Von einer „medizinischen Ansicht der Ehe" hatte Novalis bereits gesprochen, wobei ihm nicht weniger vorschwebt als eine Heilkunde in Theorie und Praxis, ausgerichtet auf das System Familie.

Wir zitieren immer wieder mit Behagen den schönen Spruch des Hippokrates: „Zur Medizin gehören drei Dinge: die Krankheiten, der Arzt und der Kranke", haben aber ganz vergessen, daß dies nur der halbe Satz ist; die andere Hälfte lautet: „Der Kranke ist es, der sich zusammen mit seinem Arzt gegen die Krankheit zur Wehr setzen soll." Das wäre ganz und gar im Sinne der modernen „Compliance", die dreierlei meint: die aktive Verteilung der Risiken, das aktive Ertragen von Beschwerden, die aktive Mitwirkung bei der Heilung.

Die Verhältnisse zwischen Patient und Arzt liegen aber weitaus komplizierter. Michael Balint hat sie zunächst als typische „Zwei-Personen-Situation" studiert und beschrieben, der er die klassische „Ein-Mann-Situation" gegenüberstellt: einen bildenden Künstler etwa, der eine Idee empfängt, mit ihr schwanger geht, Geburtswehen erleidet und schließlich sein Kunstwerk gebiert. Demgegenüber haben wir es, wie uns die heuristischen Muster und historischen Modelle zeigen wollten, beim „System Familie" mit einer „Viel-Personen-Situation" zu tun, einem vielgliedrigen, oft so dramatischen Rollenspiel um Konflikte und Kränkungen, Krisen und Krankheiten.

Werden nicht auch in Zukunft noch Ehe und Familie zu jenen großen „Synthesen des Unmöglichen" zählen, von denen Goethe gesprochen hatte, „Synthesen des Unmöglichen", und doch auch „der bestätigte Gedanke der Dauer", und damit allein schon ein höchstes Gut, ein Zusammen-Leben, das vor Barbarei schützt, ohne der Natur Gewalt anzutun, ein durch nichts zu ersetzendes Subsystem, ein offenes kybernetisches Regelwerk zwischen Individuum und Sozietät; in geradezu optimaler Adaptation als „gesunde" Familie natürlich auch nicht zu denken ohne Krisen und Konflikte und permanente Spannungen. Die Familie – das ist schon ein Drama!

Es ist ganz gewiß kein Zufall, daß in unseren Tagen die uralte Frage nach einer „Laienmedizin" wieder in den Vordergrund der gesundheitspolitischen Diskussion gerückt wird, und damit auch die Möglichkeiten und Grenzen der heute so üppig ins Kraut schießenden Selbsthilfegruppen kritisch untersucht werden sollten. Hilfe ist selbstverständlich immer nur Hilfe zur Selbst-Hilfe; Selbst-Hilfe sollte aber nie um ihrer selbst willen da sein.

Man sollte weniger von einer „Selbstbeteiligung" von seiten des Patienten sprechen als von Selbsterfahrungen, von einem eigenständigen Mitdenken und Mitwissen. Nicht, als ob jeder Patient ein Arzt werden sollte; aber auch der Kranke müßte wieder lernen, so viel Verantwortung zu zeigen, daß er nicht immer nur und immer wieder von neuem auf Kosten seines Mitbürgers krankfeiert oder seine Gesundheit schikaniert. Und wenn wir heute auch alle schon nicht mehr ohne Risiko leben können, wir alle wohl auch schon Risikopersönlichkeiten geworden sind, so sollte man nicht vergessen, daß man für erhöhtes Risiko (durch Rauchen, Fressen, Saufen) auch vermehrt geradestehen sollte (durch höhere Besteuerung, verringerte Prämien), und was so alles auf dem Gebiete des Verkehrswesens schon so völlig einleuchtend und geradezu selbstverständlich geworden ist.

Die neue Medizin müßte uns konsequenterweise nicht nur die Konzepte einer gesundheitsgerechteren Lebensführung entwickeln. Wir selber müßten auch in der Lage sein, solche Gesundheitsvorstellungen in praxi zu realisieren, was nicht ohne eine asketische Grundhaltung möglich scheint. In den Fragmenten des Heraklit schon lesen wir den erstaunlichen Satz: „Gesund denken ist die größte Vollkommenheit." Es heißt: „Gesund denken", nicht etwa: „gesund leben" oder gar „gesund sein"! Unsere Weisheit besteht darin – so heißt es weiter – „die Wahrheit zu sagen und zu handeln nach der Natur, auf sie hinhörend"; handeln also nach der „physis", indem man ihren „logos" vernimmt.

In der Familie dokumentieren sich immer noch archaische Grunderfahrungen, wie Väterlichkeit, Mütterlichkeit, Kindlichkeit, und daraus abzuleiten wiederum Fähigkeiten und Tugenden, wie Hingabe, Fürsorge, Treue, Ehrfurcht, Verläßlichkeit, Vertrauen und Dankbarkeit. Es ist das Fluidum eines Vertrauens auf Gegenseitigkeit ohne Risiko, das wir nirgends sonst mehr in einer Sozietät zu finden wüßten, und schon gar nicht in unseren modernen Versorgungsgenossenschaften und Versicherungsgesellschaften. Der Mensch vermag sich in solcher Atmosphäre organisch zu realisieren, ohne daß ihm ein Katalog konkreter Anweisungen zur Lebensführung zugemutet werden müßte.

Keine „verordnete Gesundheit" also, und schon gar nicht in der Familie, im Gegenteil! Erinnern darf ich aber doch an eine Erwiderung von Thomas Mann auf eine Kritik am *Zauberberg*, eine äußerst geistreiche Bemerkung, die lautet: „Denn diese Spielart humanistischer Wissenschaft, genannt Medizin: wie tief ihr Studium auch der Krankheit und dem Tode gehören möge, – ihr Ziel bleibt Gesundheit und Humanität, ihr Ziel bleibt die Wiederherstellung der menschlichen Idee in ihrer Reinheit."

Ziele, die bleiben werden für die Zukunft! Das kompendiöse Handbuch der *Family Medicine* schließt denn auch auf Seite 1318 mit der Hoffnung, der Familienarzt neuer Prägung werde mit der Zukunft erst richtig zur Blüte kommen. Aber auch heute scheint mir bereits die Richtung gegeben, die Medizin in Bewegung gekommen. Was die theoretische Pathologie beispielsweise nach einigen wenigen zaghaften Ansätzen systematischer zu entwickeln beginnt, ist eine umfassende „Pathologie des Alltags", eine Pathologie vor allem auch der modernen Familienstruktur. Hier käme es darauf an – nach dem heuristischen Modell der „sex res non naturales" –, die Grundbedürfnisse und Gewohnheiten des Alltags und den gesunden wie krankhaften Lebensstil unserer vierundzwanzig Stunden sehr konkret zu analysieren: die Sitten und Unsitten im Essen und Trinken, in Kleidung und Wohnung, bei Arbeit und Erholung, im Wachen wie im Schlafen,

im Sexualverkehr wie den menschlichen, allzumenschlichen Leidenschaften.
Und nun käme wirklich alles darauf an, in einer großangelegten wissenschaftlichen Analyse diese alten Lebensmuster in Bewegung zu bringen, sie zu verstehen aus unserer Welt, um sie zu operationalisieren, zu übersetzen in unsere Zeit, sie in den Blick und in den Griff zu bekommen, um sie dann auch in ihrer ganzen Breite und Tiefe und Dichte anzuwenden.
Nach den schon erwähnten Lebensmustern rein persönlicher Wohlfahrt (dem, was die Alten „salus privata" nannten) und mit den bereits skizzierten Modellen allgemeiner öffentlicher Wohlfahrt (der „salus publica") versuche ich zunächst einmal die Lebensmuster ganz konkreter, kleiner und überschaubarer gebildeter Gemeinschaften zu modellieren, die Kultur also – um in der Terminologie der Alten zu bleiben – einer „salus communis", die Kultivierung gesunder zwischenmenschlicher Beziehungen.
Wir erfahren immer wieder, daß der Mensch zu seiner Existenz die Luft und das Licht nötig hat, Wasser und Boden, geeignetes Klima und Lebensmittel, seine ihm angemessene Umwelt. Er findet darin Wohnung und Kleidung, Nahrung und Stoffwechsel, seinen Arbeitsraum und sein Freizeitzentrum. Die so tagtäglichen banalen Grundbedürfnisse (wie der Drang zu atmen, Hunger und Durst, Geschlechtstrieb und Ermüdung, Harn- und Stuhldrang, Unruhe und Affektstau), alle diese Impulse vermitteln ihm ja auch sein Tätigkeitsfeld (Atmen, Essen, Trinken, Geschlechtsakt, Schlaf, Affektleben) und sie gewähren ihm Befriedigung (als Sättigung, Durststillung, Orgasmus, Erwachen, Ruhe und Heiterkeit).
Während nämlich unsere „diaeta privata" aus dem Erfahrungsschatz der Jahrtausende schöpfen könnte, um den persönlichen Lebensstil zu kultivieren, und während eine „diaeta publica" längst schon zu den futurologischen Großprogrammen einer Zivilisierung des nächsten Jahrtausends gerechnet wird, haben wir in diesem dritten Feld einer „diaeta communis", in der konkreten Bildung kleiner Gemeinschaften, die – wie ich meinen möchte – einzigartige Chance, eine solche durchaus mögliche Wissenschaft von der Gesundheit auch praktikabel zu machen, um sie Tag für Tag umzusetzen in die Wirklichkeit unseres Alltags.
Ganz bewußt habe ich dafür die Familie gewählt, die immer noch die elementarste Gruppenbildung verkörpert und unter allen sozialen Gebilden die größte Dynamik entwickelt, die Familie als Urphänomen von Gemeinschaft, wirklich konkrete Gemeinsamkeit, nicht nur gleichartiger Abstammung oder gleicher körperlicher Merkmale, nicht nur Zentrum gemeinsamen Wohnens und gemeinsamer Interessen, sondern auch die natürliche Zentrale gemeinsamer Aufgaben, wechselseitiger Hilfe und gemeinsamer Schicksale. Mit der Familie haben wir immer noch eine jener Grundfigurationen vor uns, die ohne Sozialisation, Erziehung, Bildung und Religiosität gar nicht zu denken wäre. Zwischen der Abstraktion „Individuum" und dem System „Gesellschaft" finden wir hier ein organisches Medium vor, das immer schon – von Natur aus und über die Natur hinaus – auf Kultur aus ist.
Hierfür einige Beispiele: Nicht von ungefähr sprechen wir von der gesunden Luft, die in einer Gemeinschaft herrscht, von ihrer gebildeten Atmosphäre und einem geistigen Fluidum. Jeder banale Tagesablauf im Alltag einer Familie macht uns auf dieses Fluidum aufmerksam, zeigt damit aber auch, wie sehr der Mensch – als Lufttier und Lichtpflanze – kosmisch wie biologisch verankert

bleibt. Licht und Luft werden auch in Zukunft unser natürlicher Lebensraum bleiben und eine Kultur aller Lebenshüllen bedingen: von der Haut über die Kleidung und Wohnung, über das Gehäuse unserer Umwelt bis zur äußersten Hülle des Kosmos.

Wir wissen aber auch nur zu gut und erfahren es täglich aufdringlicher, daß der Mensch nicht von der Luft und auch nicht vom Brot alleine lebt und daß es sicherlich weitere Lebensmittel gibt, die uns auf den Leib geschrieben sind und die alle zu tun haben mit unserer Umwelt, Mitwelt und Erlebniswelt, mit dem richtigen oder gestörten Verhalten in unserer Lebensführung und Alltagsstilisierung. Und wenn Martin Luther im *Kleinen Katechismus* fragt: „Was heißt dann täglich Brot?", so lautet seine Antwort: „Alles, was zur Leibesnahrung und Notdurft gehört als Essen, Trinken, Kleider, Schuh, Haus, Hof, Acker, Vieh, Geld, Gut, fromm Gemahl, fromme Kinder, fromm Gesind, fromme und treue Oberherren, gut Regiment, gut Wetter, Friede, Gesundheit, Zucht, Ehre, gute Freunde, gute Nachbarn und desgleichen."

Zur Kultivierung des Alltags zählt sicherlich neben Essen und Trinken, Arbeiten und Feiern auch die Ausbildung eines Raumes von Schlafen und Wachen: die entschlossene Bildung einer geschlossenen Ruhezeit, in der jeder in seine eigene Welt versinkt, um dann wieder wach zu sein mit anderen und am anderen – in wie vielen Graden von Wach-Sein! Und ist nicht alle bewußte Erziehung immer auch eine Art Erweckung, ein Wachmachen und Aufregen und Aufgeweckt-Sein, wie auch Schweigen wiederum dem Schlafen verwandt ist, und vielleicht auch der Verzicht – von dem heute so viel die Rede ist –, und mit dem Verzicht auch das Opfer, die alte Askese, die viele schon als die einzige Alternative zum Konsumterror wiederentdeckt haben!

In seinem Buch *Haben oder Sein* fordert der Psychoanalytiker Erich Fromm in letzter Konsequenz, daß wir bei diesem psychosozialen Konflikt einfach das „Haben" sein lassen sollten, um unser „Sein" zu haben! Leben im gängigen „Haben-Modus" wird gerade als seelische Selbstzerstörung angesehen. Dem quantitativen Wachstumsdenken wird daher die qualitative Seinsbefindlichkeit entgegengestellt. Gesucht wird ein eindeutiger Ausweg aus unserer so bedrohlichen Situation, „in der eine gesunde Wirtschaft nur um den Preis kranker Menschen möglich ist". Dieses Postulat beruht sicherlich auf dem alten Prinzip vom „Haben, als hätte man nicht", und es zielt geradeswegs auf jene gehaltene Gelassenheit oder gelassene Gehaltenheit, von denen die alten Weisen schon immer wußten.

Alle diese „affectus animi" der alten Scholastiker werden heute „psychische Grundsituationen" genannt. Sie werden systematisiert als Risikofaktoren, als Angst, Zwang, Neid, Frustration, Aggression. Sie werden aber auch als Sicherheit und Zufriedenheit gesehen, als Heiterkeit und Vertrauen, als die Hoffnung auch, die Hans Schaefer genannt hat: „eine der stärksten Aktivkräfte der menschlichen Seele, deren sozialmedizinische Konsequenz noch völlig ungeklärt ist." Mit diesen so natürlichen Grundbedürfnissen, all unseren Leidenschaften und Freudenschaften, stehen wir an sich schon in konkreter Gemeinschaft: Angst und Haß, Neid oder Sorge, aber auch Hoffnung und Freude entzünden sich am anderen und zielen auf ein anderes, sie transzendieren unseren banalen Alltag auf einen höheren Lebenssinn.

In allen diesen Punkten gemeinsamer Lebensführung sind wir – daran kann kein Zweifel sein – sehr persönlich angesprochen, herausgefordert, zur Stellungnahme aufgefordert, zu täglicher Entscheidung, sind wir vielleicht sogar verantwortlich. Vielleicht werden wir aber auch – wer weiß – lediglich von fremden Mächten gesteuert, von unserem Erbgut bestimmt oder von der Umwelt manipuliert, so daß zwischen Genom und Neurinom kaum noch ein Raum, ein Punkt nur, möglicher Entscheidungsfreiheit bleibt? Das ist wirklich eine Frage, vielleicht die entscheidende Frage. Ich darf hier an Goethes Ausspruch erinnern: „Das Tier wird durch seine Organe belehrt", der Mensch gleichfalls; der Mensch jedoch (und jetzt kommt der springende Punkt) hat den Vorzug, die seinigen, seine eigenen Organe, wieder zu belehren. Und noch einmal Goethe: „Die Natur hat uns das Schachbrett gegeben, aus dem wir nicht hinaus wirken können noch wollen, sie hat uns die Steine geschnitzt, deren Wert, Bewegung und Vermögen nach und nach bekannt werden: nun ist es an uns, Züge zu tun, von denen wir uns Gewinn versprechen." In der Tat – nun wäre es wohl an uns: Wer denn, wenn nicht wir? Wann denn, wenn nicht jetzt?

Literatur

Angermeyer M. C., Freyberger H. (Hrsg.): Chronisch kranke Erwachsene in der Familie. Stuttgart: Enke 1982.

Aries P.: Geschichte der Kindheit. München, Wien: Hanser 1976.

Balint M.: Der Arzt, sein Patient und die Krankheit. Stuttgart: Klett 1957.

Bock H. E.: Der Arzt und seine Zeit. Therapie im Wandel. Karlsruhe: Braun 1978.

Brednow W.: Der Kranke und seine Krankheit. Nova Acta Leopoldina 24, 152. Leipzig: Barth 1961.

Bullough V. L.: The development of medicine as a profession. Basel, New York: Karger 1966.

Conze W.: Die Familie der Gegenwart in geschichtlicher Sicht. Jb. Heidelberger Akademie der Wissenschafen 44–51. Heidelberg: Winter 1979.

Depner R.: Ärztliche Ethik und Gesellschaftsbild. Stuttgart: Enke 1974.

Deppe H. U., Regus M. (Hrsg.): Seminar: Medizin, Gesellschaft, Geschichte. Frankfurt a. M.: Suhrkamp 1975.

Freidson E.: Profession of medicine. A study of the sociology of applied knowledge. New York: Har-Row 1970.

Gebsattel V. E. v.: Not und Hilfe. Kolmar: Alsatia-Verl. o. J.

Gebsattel V. E. v.: Imago Hominis. Beiträge zu einer personalen Anthropologie. Schweinfurt: Verl. Neues Forum 1964.

Hartmann F.: Ärztliche Anthropologie. Das Problem des Menschen in der Medizin der Neuzeit. Bremen: Schünemann 1973.

Hohberg W. H. v.: Georgica Curiosa. 2 Bde. Nürnberg: Endter 1682.

Katholische Ärztearbeit Deutschlands (Hrsg.): Hat Familie Zukunft? Köln: Bachem 1982.

Napier A. Y., Whitaker C. A.: Tatort Familie. Das Beispiel einer erfolgreichen Familientherapie. Düsseldorf, Köln: Diederichs 1979.

Nipperdey T.: Die anthropologische Dimension der Geschichtswissenschaft. In: Schulz, G. (Hrsg.): Geschichte heute. Göttingen: Vandenhoeck & Ruprecht 1973.

Purola T.: Gesundheit und Gesundheitsverhalten unter systemtheoretischer Betrachtung. In: Winter, K. u. Huttner, H. (Hrsg.): Medizin und Soziologie. Beiträge des IV. Symposions der Akademie für Ärztliche Fortbildung der DDR. S. 33–45 Berlin: Humboldt-Univ. 1973.

Raimbault G.: Arzt, Kind, Eltern. Erfahrungen von Kinderärzten in einer Balint-Gruppe. Frankfurt a. M.: Suhrkamp 1977.

Richter H. E.: Patient Familie. Reinbek: Rowohlt 1970.

Schaefer H.: Kind-Familie-Gesellschaft. SB Heidelberger Akademie der Wissenschaften, Math.-naturw. Klasse, Berlin, Heidelberg, New York: Springer 1977.

Schipperges H.: Hat Familie Zukunft? In: Kath. Ärztearbeit Deutschlands (Hrsg.): Hat Familie Zukunft? S. 9–25. Köln: Bachem 1982.

Stierlin H.: Von der Psychoanalyse zur Familientherapie. Stuttgart: Klett 1975.

Taylor R. B. (Ed.): Family medicine. Principles and practice. New York, Heidelberg, Berlin: Springer 1978.

Wagner F.: Das Bild der frühen Ökonomik. Salzburg, München: Stifterbibliothek 1969.

Weispfenning I.: Die Hausväterliteratur in Barock und Aufklärung. In: Blohmke, M., Schipperges, H. u. Wagner, G. (Hrsg.): Medizinische Ökologie, S. 36–49. Heidelberg: Hüthig 1979.

Wurzbach G. (Hrsg.): Die Familie als Sozialisationsfaktor. Stuttgart: Enke 1977.

Zaretsky E.: Die Zukunft der Familie. Über Emanzipation und Entfaltung der Persönlichkeit. Frankfurt a. M., New York: Campus 1978.

Familienmedizin – Dynamik im Dreieck Arzt – Patient – Familie

Von J. Willi

Für die hausärztliche Praxis eignen sich jene Perspektiven der Familientherapie, welche sich mit der systemischen Organisation der Familie mit Krankheit befassen. Der Hausarzt sollte sich konzentrieren auf die Krankheitsverarbeitung der Familie, weil er dort am ehesten beratend helfen kann. Psychodynamische Fragen nach den familiären Ursachen von Krankheit dagegen eignen sich meist weniger für seinen Handlungsbereich.

Im folgenden sollen diejenigen Aspekte der Familientherapie angesprochen werden, die sich sowohl vom Modell wie auch von der therapeutischen Haltung her durch den Hausarzt praktisch anwenden lassen.

Die linear-kausale Familienperspektive

Ein kurzer Überblick über die Familientherapie der letzten dreißig Jahre zeigt eine deutliche Veränderung der Perspektive von der linearen zur zirkulären Kausalität. Die Familientherapie ging aus der Schizophreniepsychotherapie der 50er Jahre hervor, nämlich aus der Erkenntnis, daß die psychotherapeutischen Bemühungen um den einzelnen Patienten immer wieder durch den Widerstand der Eltern zunichte gemacht wurden. Zunächst konzentrierte man sich auf die Mütter Schizophrener, denen die Schuld an der Schizophrenie gegeben wurde, indem man sie als schizophrenogen bezeichnete. Dann wurden auch die Väter näher betrachtet. Es folgten 1956 die Studien von Bateson, Jackson, Haley und Weakland, die sich nicht mehr mit dem Inhalt, mit der unbewußten Psychodynamik zwischen Kind und Eltern befaßten, sondern mit den Regeln und den formalen Aspekten der Kommunikation. Man glaubte, den Schlüssel zur Art und Weise, „wie Eltern ihre Kinder verrückt machten", gefunden zu haben im „double-bind", in der paradoxen Kommunikation, in der Pseudomutualität und anderen familiären Beziehungsmustern. Man hielt diese Kommunikationsmuster spezifisch für schizophrene Familien. Diese Perspektive blieb teilweise bis heute in einer anklagenden Haltung gegenüber den Eltern erhalten. Die Familienperspektive wurde später auf den Bereich der Neurosen und Psychosomatosen übertragen. Auch hier konzentrierte man sich auf das erkrankte Kind und stellte fest, daß dieses ein Opfer der Neurosen seiner Eltern ist, daß die Familie ein krankes Kind braucht, um im Gleichgewicht zu bleiben, daß das Kind die negative Identität seiner Eltern darstellt oder durch widersprüchliche Erwartungen der Eltern krank gemacht wird. Das Kind als Opfer, als Substitut oder als Delegierter; ausgesprochen oder unausgesprochen blieb klar: Urheber der Krankheit des Patienten sind die Eltern.

Die Auswirkungen dieser Perspektive auf das Beziehungsdreieck Therapeut – Patient – Familie waren: Der Therapeut veranstaltet Familiensitzungen in der Überzeugung, die Ursache der Krankheit des Kindes liege in den Eltern. Die Eltern fühlen die hintergründige Anklage und verhalten sich in der Familiensitzung defensiv, rechtfertigen sich, zeigen keine Bereitschaft, ihr Verhalten in Frage zu stellen und sich und ihre Ehebeziehung einer Therapie zu unterziehen. Der Therapeut, frustriert darüber, daß die Eltern sein Therapieangebot nicht nutzen wollen, konzentriert sich darauf, die elterlichen Einflüsse auf das Kind möglichst unschädlich zu machen. Von Kindertherapeuten ist immer wieder zu hören, daß sie mit ihrer Therapie bestrebt sind, dem armen Kind wenigstens eine Stunde in der Woche anzubieten, wo es glücklich sein kann, sich akzeptiert fühlt und zu sich selbst finden kann. Es wird dabei kaum reflektiert, aus welch komfortabler Position heraus ein Kindertherapeut sich als Idealmutter anbieten kann, wenn er mit einem schwierigen Kind einmal in der Woche für eine Stunde zusammen ist und keine andere Aufgabe hat, als sich ganz diesem Kind zu widmen, im Vergleich mit der realen Mutter, die ein schwieriges Kind 24 Stunden am Tag betreut, gleichzeitig andere Kinder zu versorgen und einen Haushalt und evtl. andere Aufgaben zu bewältigen hat. Die Zuschreibung der Schuld bei nicht behandlungswilligen Eltern gab dem Therapeuten auch eine bequeme Rechtfertigung seiner eigenen therapeutischen Ineffizienz. Die Eltern waren nicht nur schuld an der Störung des Kindes, sondern auch an der Insuffizienz des Therapeuten.

Die Perspektive „Eltern = Ursache, Kind = Opfer" läßt sich zwar an manchen Beispielen veranschaulichen, was nichts daran ändert, daß sie – wie sich ebenso mit vielen Beispielen belegen läßt – einseitig und falsch sein kann. Selbst da, wo sie nicht falsch ist, bringt sie in der Praxis wenig therapeutischen Gewinn.

Weshalb fixieren sich Psychotherapeuten so stark darauf, in den Eltern die Ursache der Krankheit des Kindes zu suchen und haben so große Mühe, andere Perspektiven wahrzunehmen, z. B. daß Kinder die Ehe der Eltern stören und zerstören können, daß Kinder in Konflikten mit den Eltern keineswegs nur Opfer sind, sondern gleichwertige Akteure, die aus eigenem Antrieb Konflikte mitverursachen? Weshalb nehmen Psychotherapeuten keine Kenntnis von der Geschwisterdynamik, obwohl deren Beachtung sich z. B. bei Anorexien aufdrängt, solche Patientinnen sind vor Einsetzen der Krankheit oft auf ihre Geschwister neidisch und eifersüchtig und machen sich mit der Krankheit dann zum Mittelpunkt der Familie, wodurch ihre Geschwister in den Schatten gestellt werden und nun selbst wieder mit Neid und Eifersucht reagieren?

Die einseitige Beachtung der Eltern-Kind-Dynamik hat meines Erachtens weniger mit der Familiendynamik des Patienten zu tun, als vielmehr mit der persönlichen Familiendynamik des Therapeuten. Es liegt hier die bei Helferberufen verbreitete Tendenz zugrunde, sich dem Patienten als Idealmutter bzw. Idealvater anzubieten und damit die Realmutter bzw. den Realvater ausschalten und ersetzen zu wollen.

Bezogen auf das Thema: Mit solchen Tendenzen soll sich der Hausarzt nicht befreunden, würde er sich damit in der Praxis doch innerhalb kurzer Zeit emotional und zeitlich überfordern. Der Hausarzt benötigt vielmehr ein Modell, wie er als Berater einem bestehenden System Familie behilflich sein kann, dessen Selbsthilfepotential, die eigenen Ressourcen, besser zu nutzen.

Die zirkuläre Kausalität von Krankheit und Familienverhalten

Eine wirkliche Loslösung von einem linearen Ursache-Wirkung-Modell ergab sich in der Familientherapie erst in den letzten 10 Jahren mit der systemischen Perspektive. Man löste sich von der Frage nach dem „Warum" einer Krankheit, von der Frage nach den verborgenen Ursachen und Hintergründen und damit auch von der Frage nach dem Schuldigen und wandte sich der Frage des „Wie" einer Krankheit zu, nämlich nach der Struktur und Organisation einer Familie, in der Krankheit auftritt, sowie nach dem Umgehen der Familie mit der Krankheit eines ihrer Angehörigen. Im Falle einer Anorexie fragt man jetzt nicht mehr so sehr: „Warum verweigert dieses Mädchen das Essen?", mit dem Hintergedanken, daß das Kind mit der Essensverweigerung den Auftrag erfüllt, den Ehekonflikt der Eltern zu neutralisieren und die Aufmerksamkeit der Eltern vom Ehekonflikt weg auf sich zu lenken. Die Frage ist nun vielmehr: „Wie geht in der Familie die Essensverweigerung vor sich? Wie verweigert das Kind die Nahrung? Wie gehen die Eltern und die Geschwister mit dieser Nahrungsverweigerung um?" Mit der Frage nach der aktuellen strukturellen Organisation stellte Minuchin fest, daß Vater und Mutter auf die Essensverweigerung meist so reagieren, daß sie gegenseitig ihre Bemühungen sabotieren; wenn der eine konsequent etwas fordert, nimmt der andere das Kind gegen ihn in Schutz und entwertet damit alle Bemühungen. In den von Minuchin entwickelten Eßsitzungen müssen die Eltern die Aufgabe übernehmen, das Kind durch koordinierte Bemühungen zum Essen zu bringen. Es wird nicht darüber debattiert, ob der Ehekonflikt der Eltern die Anorexie begünstigt oder ob die Anorexie den Ehekonflikt verstärkt, sondern es wird rein pragmatisch das Ziel verfolgt, das Kind zum Essen zu bringen. Die Frage „Was können wir tun?" liegt der medizinischen Praxis näher als die von der Psychoanalyse vertretene Frage nach dem Warum und dem damit verbundenen spekulativen Verstehen und Interpretieren der Symptome.

Ärzte behandeln ein Magenulkus mit Diät und Medikamenten, auch wenn sie dessen Ursachen nicht ekennen. Ärzte haben wirksame Behandlungen entwikkelt für Krankheiten, deren Ursachen im Verborgenen liegen und die sie als essentiell, idiopathisch, genuin oder endogen bezeichnen. Die Ärzte stehen dabei im Einklang mit den Erwartungen der Patienten, wenn sie sich bemühen zu helfen, obwohl sie über das Wesen der Krankheit nichts Endgültiges wissen. Im Bereich der hausärztlichen Tätigkeit scheint es jedenfalls günstiger, wenn der Hausarzt nicht zu sehr über familiendynamische Kausalität spekuliert, weil deren therapeutische Bearbeitung nicht in seinem Kompetenz- und Handlungsbereich liegt und er mit derartigen Spekulationen leicht mehr Schaden als Nutzen anrichtet. Viel wichtiger wäre dagegen, daß er im systemtherapeutischen Sinne fragt, was sich in der Familie durch die Krankheit verändert hat. Man sollte sich vor Augen halten, daß gestörtes familiäres Verhalten Krankheit begünstigen oder erzeugen kann, daß aber ebenso die Krankheit Störungen des familiären Verhaltens erzeugen und verstärken kann.

Grundsätzlich bewegt sich der Hausarzt auf wesentlich sichererem Boden, wenn er sich zunächst auf die Frage der Auswirkung der Krankheit auf die Familie konzentriert und sich nicht in Spekulationen über die familiären Ursachen einer Krankheit verwickelt.

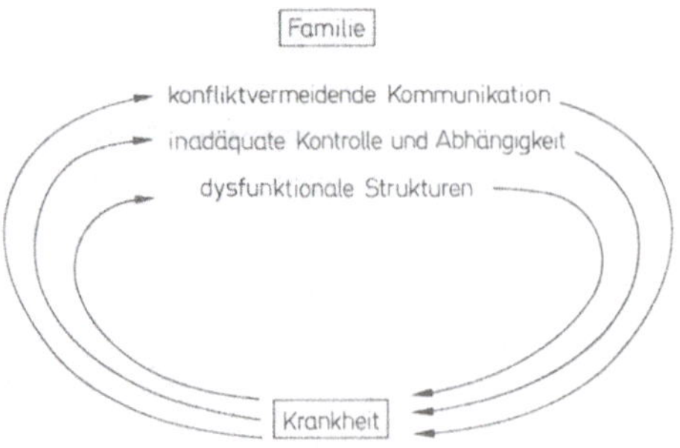

Abb. 1. Zirkuläre Kausalität von Krankheit und Familienverhalten. (Mod. nach Smits 1981)

Entsprechend Abb. 1 sind es vor allem drei familiäre Verhaltensaspekte, welche mit Krankheit zirkulär eskalieren.

1. Konfliktvermeidende Kommunikation

Ein erkranktes Familienmitglied kanalisiert die Interessen und Energien einer Familie, deren ganzes Denken und Fühlen, auf einen Punkt, nämlich auf seine Krankheit, deren Verlauf und Prognose, während alle anderen Probleme in den Hintergrund treten. Übersteigerung des familiären Interesses oder gar Panik können die Pathologie verstärken, z. B. durch permanente Rücksichtnahme, andauerndes Fragen nach Beschwerden und Antizipieren (Mahnung zur Vorsicht und Schonung, „sonst wird es schlimmer"). Krankheit bedeutet auf der einen Seite Streß für die Familie, auf der anderen Seite bewirkt Krankheit eine Intensivierung der Kommunikation, durch die Familienangehörige sich näher kommen, Konflikte neutralisiert werden und die gegenseitige Toleranz erhöht wird. Die gemeinsame Sorge um den Erkrankten überbrückt intrafamiliäre Meinungsverschiedenheiten.

Wir sehen also folgenden Zirkelschluß: Bei Konfliktvermeidung führen untergründige familiäre Spannungen zu Krankheit. Krankheit ihrerseits begünstigt Konfliktvermeidung. Der Hausarzt kann dieses Problem ohne spekulative Theorieanwendung explorieren, indem er fragt: „Was hat sich in der Familie durch die Krankheit verändert? Wie waren die Beziehungen zwischen Patient und den Eltern, zwischen Patient und den Geschwistern, zwischen Vater und Mutter usw., vor der Krankheit und jetzt in der Krankheit? Wer war in der Freizeit am häufigsten mit wem zusammen und unternahm was, und wie ist das heute? Besteht bei den Geschwistern der Eindruck, durch die Krankheit des Patienten vernachlässigt zu werden? Funktioniert das Ehepaar nur noch als besorgtes Elternpaar ohne abgegrenztes Eigenleben als Liebespaar? Wo gab es früher Spannungen und Streit, und wie ist das heute?" Der Hausarzt kann der Familie Hilfe zur Krankheitsverarbeitung geben, indem er da, wo ein übertriebenes Engagement und Interesse für die Krankheit des Patienten feststellbar ist, steuernd auf die familiäre Kommunikation einzuwirken versucht. Dies kann er konkret tun, indem er sich nach der Tages- und Wochengestaltung der einzelnen Familienangehörigen erkundigt und darauf achtet, daß ausreichende Freiräume für Beziehungen und Interessen aufrechterhalten werden, die nichts mit der Krankheit des Patienten zu tun haben. Oft begünstigen Ärzte, insbesondere auch Kinderärzte, ein übertriebenes Interesse der Familie an der Krankheit des Patienten und übersehen, in welchem Maße andere Beziehungen in der Familie dabei zu kurz kommen und sich ein krankheitsverstärkendes Schonklima entwickelt.

2. Inadäquate Kontrolle und Abhängigkeit

Krankheit verändert auch die Machtverhältnisse in der Familie in komplexer Weise. Der Kranke erreicht mit der

Krankheit einerseits eine zentrale Machtstellung, er kann die Familie tyrannisieren, ohne selbst diese Absicht zugeben zu müssen. Es ist die schwere Krankheit, die das für ihn tut. Auf der anderen Seite macht Krankheit aber auch schwach und abhängig, und liefert den Kranken den Angehörigen aus, die ihrerseits die Möglichkeit haben, ihn über die Krankheit zu kontrollieren, ebenfalls ohne dies zugeben zu müssen; dies ergibt sich einfach durch die schicksalshaften Erfordernisse der Krankheit. Die Krankheit führt zu einem hintergründigen Spiel von ertrotzter Autonomie und repressiver Kontrolle. So können Anorexiepatientinnen mit ihren Symptomen sich auf der einen Seite Autonomie ertrotzen, auf der anderen Seite bleiben sie gerade durch das Symptom in gesicherter Abhängigkeit von den Eltern. Die Eltern können über das Symptom die Anorexiepatientinnen abhängig halten und werden gleichzeitig durch die Trotzhaltung der Patientin zum Machtkampf provoziert. Übertragen von Abb. 1 heißt dies: Zu starke Kontrolle und Abhängigkeit begünstigen die Krankheit, indem sie freies Wachstum unterdrücken. Krankheit verstärkt Kontrolle und Abhängigkeit.

Auch hier kann der Hausarzt steuernd eingreifen mit der Frage nach den Veränderungen des Systems unter Krankheit. Führt die Krankheit zu erstickender Enge in der Familie, zu repressiven Macht- und Unterordnungsverhältnissen? Erzwingen Eltern durch Krankheit das Verbleiben von Kindern in der Familie? Wird durch Krankheit das Ausbrechen aus der Ehe und das Eingehen von Außenbeziehungen verhindert? Erzwingen Kinder durch Krankheit die Dauerpräsenz der Eltern und z. B. die Berufsaufgabe der Mutter? Der Patient wird Krankheit dann als Machtmittel einsetzen, wenn er den Eindruck hat, auf andere Weise mit seinen Partnern keine tragbaren Kompromisse aushandeln zu können. Der Hausarzt, der solche Konstellationen wahrnimmt, könnte den Konfliktpartnern beim Aushandeln von Kompromissen behilflich sein.

3. Dysfunktionale Strukturen

Krankheit kann die Struktur einer Familie grundlegend verändern. Der krankheitsbedingte Ausfall des Vaters macht es notwendig, daß die Mutter berufstätig wird, eine Funktion, die sie evtl. wieder verliert, wenn der Vater gesund wird. Eine Erkrankung der Mutter oder gar ihr Tod machen es notwendig, daß z. B. das älteste Mädchen an ihre Stelle tritt, für den Vater und die Geschwister sorgt und damit eine Position erlangt, die sie evtl. nicht mehr gerne an die Mutter oder an eine andere Frau abtritt. Durch Krankheit kann die Struktur einer Familie entscheidend verändert werden. Die krankheitsbedingten Veränderungen können dem Patienten oder anderen Familienmitgliedern Vorteile verschaffen, die diese nicht mehr verlieren möchten. Auch hier sollte der Hausarzt ein wachsames Auge haben. Unter Streß können vorübergehende Umorganisationen der Familie notwenig sein, doch sollten diese, wenn sie längere Zeit andauern, nicht einfach hingenommen werden, ohne deren Bedeutung für alle Beteiligten direkt zu reflektieren. Übertragen von Abb. 1 bedeutet dies: Fehlstrukturierungen der Familie können zu Konflikten und Krankheiten führen. Krankheiten können zu Fehlstrukturierungen führen und Fehlstrukturierung fixieren. Oftmals setzt die Genesung des Patienten die Familie unter größeren Streß als dessen Erkrankung.

Schlußfolgerungen für die hausärztliche Ausbildung

In der Ausbildung von Hausärzten scheint es aus psychotherapeutischer Sicht ein dringliches Erfordernis, Ausbildungskonzepte zu entwickeln, die von der grundverschiedenen Praxisrealität der Hausärzte Kenntnis nehmen (Willi 1979, 1981). Dazu gehört, daß der Hausarzt nicht nur lernen sollte, zuzuhören und seine Gefühlsreaktionen als diagnostisches Instrument einzusetzen, er muß auch lernen zu handeln und zu beraten, weil Beratung in seiner Praxisrealität außerordentlich hilfreich und effizient sein kann. Mit Beratung können sich Psychotherapeuten oft nur schwer befreunden, weil sie diese mit der Abgabe von fertigen Rezepten assoziieren, mit Verschreiben von Verhaltensweisen und mit Machtausübung. Auf der Stufe der Hausarztmedizin erwartet der Patient oft Beratung, die von den Hausärzten deshalb auch ausgeübt wird (Rohrer 1981; Willi 1981). Die Psychotherapeuten können diese Tatsache verleugnen oder sich mit dem „Wie" dieser Beratung auseinandersetzen. Oder es wird eingewendet, Konzeptualisierung und Einübung ärztlichen Handelns schematisiere die Arzt-Patient-Beziehung. Das ist etwa genau so falsch wie der Einwand vieler Somatiker, die Einübung der ärztlichen Gesprächsführung führe zum Verlust der Spontaneität in der Arzt-Patient-Beziehung; der Arzt finde den richtigen Kontakt zu dem Patienten aufgrund seines Naturtalentes, seiner humanistischen Bildung oder seiner Praxiserfahrung. Zum Aufgabenbereich des Hausarztes gehört es, bei der familiären Krankheitsverarbeitung behilflich zu sein, um einer familiären Fehlentwicklung entgegenzuwirken, welche Krankheit fixiert und verstärkt, und ein Verhalten zu begünstigen, das konstruktive Ressourcen der Familie freisetzt. Ein spezielles Ausbildungsproblem, mit dem sich Familientherapeuten auseinandersetzen müssen, ist der Unterschied, daß der Familienarzt in einem anderen Setting arbeitet. Anders als der Familientherapeut wird er nur in Ausnahmefällen die Familie in corpore vor sich haben, hingegen wird er oft mehrere Familienmitglieder einzeln sehen (Huygen). Wir müssen uns also mit Methoden befassen, wie familientherapeutisch mit nicht vollzähligen Familien gearbeitet werden kann.

Literatur

(beim Verfasser)

Der Hochdruckpatient und seine Familie: Struktur, Beziehung und Therapie

Von E. Petzold

Der Blutdruck wird heute allgemein als eine geregelte Größe verstanden. Das Blutdrucksystem ist ein Regelkreissystem. Als Regler gilt das ZNS. Durch mehr oder weniger bekannte Einflußgrößen kann sich dieser Regler auf einen höheren Sollwert einstellen.
Die Familie kann ebenfalls als ein System verstanden werden, das zur Erhaltung seiner Homöostase (Gleichgewicht) über Regler verfügt. Diese Regler bestimmen Einflußgrößen, die ihrerseits auf das Individuum einwirken. Die Regelung in einer Familie kann als Interaktion bezeichnet werden.
Es hat den Anschein, als ob es zweckmäßig wäre, die Interaktion zwischen den Familienmitgliedern mehr als bisher ins Zentrum auch der Aufmerksamkeit des Arztes zu stellen.
Wir sehen auf Regeln, die Familien zusammenhalten. Regeln, die oft von einer Generation an die andere weitergegeben werden. Regeln, die bei der Bildung und Entwicklung einer neuen Kernfamilie eine große Rolle spielen. Kann es sein, daß es Regeln gibt, die in einer Familie mit einem Hypertoniepatienten eine besondere Rolle spielen?
Der Arzt, der sich mit diesen Familien befassen möchte, muß wissen, daß seine Interventionen von den Familien als Bedrohung ihres bisherigen Gleichgewichtes aufgefaßt werden können. Deshalb darf er nicht erwarten, daß die Familie seinen Veränderungsvorschlägen offen gegenübersteht. Vielmehr hat er davon auszugehen, daß er erst die homöostatischen Mechanismen der Familie verstehen muß, bevor er ihr helfen kann, Veränderungen aus sich selbst hervorzubringen.

Nach den heutigen Richtlinien der Weltgesundheitsorganisation spricht man von pathologischen Blutdruckwerten ab 160/95 mmHg. Die obere Normgrenze für Erwachsene ist bei 140/90 mmHg. Die Werte im Zwischenbereich werden als Grenzwerthypertonie bezeichnet.

Häufigkeit

Etwa 10–15% der erwachsenen Bevölkerung weisen erhöhte Blutdruckwerte auf. Bei Übergewichtigen sind es ungefähr 30%. Entgegen früheren Äußerungen sieht man heutzutage erst ein Übergewicht von 10–20% als einen wirklichen Risikofaktor an. Aber auch der erhöhte Blutdruck gilt als Risikofaktor für eine kardiovaskuläre Erkrankung. 43% aller Hypertoniker sterben an einer Herzinsuffizienz, 36% davon an den Folgen einer Koronararterienerkrankung, 14% an einem zerebralen Insult (Schlierf 1980). Die Diagnose der essentiellen Hypertonie erfolgt durch Messung mit Armmanschette und Stethoskop. Verschiedene Messungen zu verschiedenen Tageszeiten können einen erhöhten Zufallsbefund, z.B. Anspannung durch Besuch in der Praxis, korrigieren; ebenso das Messen nach 5–10 min Liegezeit. Auch die Selbstmessung kann falsche Werte, die auf zu großer Erwartungshaltung in der Sprechstunde beruhen, normalisieren.
Ist die Diagnose gestellt, gilt es, sie durch sorgfältige Anamnese, auch Familienanamnese, und gründliche körperliche Untersuchung abzusichern. Das sind Grundlagen unserer ärztlichen Tätigkeit. Im folgenden sollen einige allgemein an-

erkannte, sozialmedizinische Ergebnisse aufgegriffen werden:
Gesichert ist, daß die durchschnittlichen Blutdruckwerte im Alter ansteigen, bei Männern schon nach dem 40. Lebensjahr, bei Frauen nach dem 50. Lebensjahr. Bei beiden Geschlechtern sind sie nach dem 60. Lebensjahr meist wieder – besonders im diastolischen Bereich – gleich. Häufigere seelische Belastung in Ehe und Familie fanden schon Pflanz und v. Uexküll (1962) bei Hypertonikern gegenüber deren Kontrollgruppen.
Große amerikanische Studien (Zusammenfassung im National Health Survey, zit. nach Hebeisen u. Halhuber 1977) ergaben, daß der Familienstand *keine* wesentliche Beziehung zur Hypertoniehäufigkeit aufwies, auch das Einkommen und die soziale Stellung sollen keine besondere Rolle spielen. Diese Ergebnisse sind nicht ganz unumstritten (vgl. Evans County Study, McDonough 1964, und in der BRD Blohmke et al. 1970). In einer Ulmer Studie zur Erfassung psychosozialer Konflikte bei Hypertonikern mit besonders labiler Verlaufsform der Erkrankung hat man bei 66 Hypertoniepatienten die Belastungen und Konflikte aufgeschlüsselt und fand folgende Ergebnisse (Gaus u. Klingenburg 1981):

Ausgeprägte familiäre Belastungssituation	40%
Ausgeprägte berufliche Belastungssituation	50%
Aktueller Objektverlust/Trauerreaktion	24%
Chronische Konfliktkonstellation	45%
Massives Selbstwertproblem	30%
Störung der Arzt-Patienten-Beziehung	48%

Diese Konfliktbereiche geben einen Hinweis, daß es auch andere als familiäre Regelkreise im psychosozialen Umfeld gibt.

Persönlichkeitsstruktur

Etliche Autoren vertreten die Meinung, daß es keine spezifische Persönlichkeitsstruktur des Hypertonikers gebe (von Eiff 1967; Fahrenberg 1967; Pflanz 1967). Andere Autoren dagegen betonen die Aggressionshemmung. Aggressive Regungen werden nur teilunterdrückt und ungerichtet gehalten, um die Mitmenschen weiterhin zur Hilfe und Unterstützung verfügbar zu haben. Auf den Beziehungsaspekt macht auch der Leistungszwang aufmerksam, den die Betreffenden durch die Umgebung zu erleben glauben und den sie oft durch unrealistische Leistungsziele und Fehleinschätzungen ihrer eigenen Leistungsmöglichkeit kompensieren – erstaunlich häufig durch besonderen Perfektionismus (Quint 1967).
Im sexuellen Bereich werden mangelnde Hingabefähigkeit und gehäufte Frigidität angeführt.

Familiäre Perspektive

Eine typische Familienkonstellation bei Hypertonikern glaubten schon Binger u. Ackermann (1945) gefunden zu haben. Alexander dagegen hielt typische Familienkonstellationen für unwahrscheinlich. Die Vielfalt der Erlebnisse seien das gemeinsame Charakteristikum. Verdrängt werden feindselige Impulse. Dennoch, vieles was bei Alexander als Persönlichkeitsmerkmal beschrieben wird, läßt sich heute durchaus in der Beziehungsperspektive verstehen.

Die Beziehung zwischen Individuum und Gesellschaft

Seit 10 Jahren macht man in Amerika eine sehr gezielte Prophylaxe, eine Gesundheitserziehung, die auf Hypertoniepatienten fokussiert ist, und man hat Erfolg damit. Das drückt sich z. B. in dem Rückgang der Mortalität des Herzinfarktes aus. Sie sank nach dem Einsetzen des nationalen Blutdruckprogramms 1972 um 8%, die des Schlaganfalls sogar um 17%. Im Gegensatz zu den USA stagnierten in der BRD diese Zahlen, wo es kein vergleichbares Programm gab (zit. nach Schettler 1981).

Wir befassen uns hier besonders mit der *Familie* – sozusagen als Bindeglied zwischen Individuum und Gesellschaft. Eine wichtige Frage ist: Wie ist die Familie in die Therapie zu integrieren? Das betrifft die Diätetik im weitesten Sinne (nicht nur die reduzierte Kochsalzzufuhr), das betrifft die Medikamenteneinnahme, und es betrifft vor allen Dingen den Umgang, den man miteinander pflegt. Wir meinen, daß, wenn dieser funktioniert, auch die Voraussetzungen der Diätetik und der optimalen Medikamenteneinnahme gegeben sind. Der Umgang miteinander wird von Regeln bestimmt, die oft von einer Generation zur anderen weitergegeben werden und die bei der Bildung einer neuen Kernfamilie eine große Rolle spielen, auch wenn sie nicht bewußt sind. Im heutigen Stadium der Hypertonieforschung sollte kein Weg unbeachtet bleiben und so sollten auch diese ungeschriebenen Regeln untersucht werden in dem Sinne, ob das Transparentmachen der Regeln nicht nur die Gesamtsituation der Familie, sondern auch die individuelle Regulierung verbessern kann.

Die Struktur der Familie

Der Familientherapeut Iwan Boszormenyi-Nagy definiert Struktur wie folgt: „Allen zwischenmenschlichen Beziehungen, vor allem in Familien, liegt ein äußerst komplexer und im wesentlichen unbekannter Mechanismus zugrunde, eine Struktur. Empirisch läßt sich diese Struktur aus gewissen regelmäßigen, sich beinahe gesetzmäßig wiederholenden Ereignissen innerhalb der Familie ableiten." Diese Gesetzmäßigkeit multipersonaler Systeme zu finden, ist das Bemühen vieler Familientherapeuten, was nicht bedeutet, daß diese Strukturen bezüglich des Hochdruckpatienten und seiner Familie schon aufgeschlüsselt worden sind.

Dieses gilt gleichermaßen für die Colitis ulcerosa oder die Anorexia nervosa. Wir konstruieren hier keine neue Spezifitätslehre mit dem Ziel, Familienstrukturen aufzuzeigen, welche geradezu Hochdruckpatienten hervorbringen müssen. Unser Ziel ist bescheidener: Wir wollen auf Risikoverhaltensweisen aufmerksam machen, die in Hypertoniefamilien häufig vorkommen.

Was ist unter Risikoverhaltensweisen zu verstehen?

Zur Erinnerung: Bei den Anorexiefamilien wurde als Risikoverhalten die Monotonie der Beziehungsmuster und die Rollenstereotypie angesprochen. Minuchin hat die Geschlossenheit des Systems, ebenso die Rigidität und die Vernetzung der Mitglieder untereinander hervorgehoben. Lyman Wynne machte auf die Unfähigkeit einer aktiven Konfliktlösung aufmerksam. Wir selbst haben auf die Gefühle der Ohnmacht und der Enttäuschung hingewiesen, die mit Wutgefühlen und Beseitigungswünschen vermischt waren, ebenso auf die Resignation, die auf dem Boden einer festgefahrenen Kommunikationsstörung keine Individuation (Entwicklung) des Einzelnen zuließ.

Wir haben auf die Bindungs-, Delegations- und Ausstoßungsmodi gesehen, auf die Stierlin hingewiesen hat. Es war zu erkennen, wieviel häufiger bei Anorexien der Bindungsmodus gegenüber dem Ausstoßungsmodus ist. Ferner ist die endgültige Ausstoßung des designierten Patienten ein recht ungünstiges Zeichen für die Prognose des Anorexiepatienten. *Was hat das alles mit der Hypertonie zu tun?* Diese Risikoverhaltensweisen der Anorexiefamilien findet man auch bei Hypertoniefamilien. Hier geht es um die Störung im Regelkreis der Familie. Sind die Störungen in der Hypertoniefamilie gleich oder unterschiedlich, und wie sehen die therapeutischen Einflußmöglichkeiten aus?

An einem ersten Beispiel soll versucht werden, die Beziehungslinien in der Familie sowie zwischen der Familie und den Therapeuten nachzuzeichnen.

Patient war der 20jährige Hans, der zur Diagnose einer labilen Hypertonie stationär aufgenommen wurde. Aus der Anamnese ging eine Rhesusinkompatibilität mit Blutaustausch hervor, eine Pulmonalstenosenoperation 1964 und der Beginn der essentiellen Hypertonie 1980 mit Druckwerten von 200/140 mmHg. Die somatische Durchuntersuchung ergab keinen zusätzlichen Befund. Die psychosomatische Abklärung ließ an eine familiäre Belastung denken und zwar nicht nur im somatischen Bereich (der Vater und die Tante hatten ebenfalls eine Hypertonie), sondern ebenso aufgrund der Beziehung, die noch zu skizzieren ist. Zuvor ist zu erwähnen, daß die medikamentöse Therapie mit Mühe diastolische Werte von durchschnittlich 105 mmHg ergeben hatte (Medikation: Propranolol 2 mal 80 mg, Hydrochlorothiazid 1 mal 1 Tbl., Prazosin 4 mal 2 Tbl., Clonidin 1 Tbl., zusätzlich salzarme Diät).

Zu den Beziehungen

Vom Vater erhielten wir zur Krankheitsgeschichte von Hans die für uns wichtigen Informationen; von der Mutter die Informationen über den Umgang miteinander. Unbefriedigend dabei war, daß Beziehungsklärungen vermieden wurden. Warum? Welche Funktion hat die Vermeidung von Beziehungsklärungen? Die Vermutung: Die Mutter hat Angst, ihr Sohn könne wegen der Rhesusinkompatibilität zerebralgeschädigt sein und andere könnten dies merken und ihr vorhalten. Später verstärkte sich diese Vermutung durch den Hinweis, daß der Junge einmal wegen eines Nervenfiebers in eine Klinik eingeliefert worden war und dort durch seine Unruhe auffiel. Erst als die Mutter ihn wieder nach Hause nahm, ging es ihm besser. Die Mutter signalisierte damit, wenn sie sich um ihren Sohn kümmere, gehe es ihm gut. Für uns war das ein wichtiger Hinweis, ihn sobald wie möglich nach Hause zu entlassen.

Hier entstand der Eindruck eines außerordentlich kontrollierenden Systems. Der Vater kontrollierte sehr genau, welches Konzept bei den Hormonuntersuchungen verfolgt wurde. Er selbst und seine Schwester hatten sich keiner Hormonbestimmung wegen des Hochdrucks unterzogen.

Die Mutter kontrollierte, was auf der Station mit ihrem Sohn gemacht wurde. Miteinander kommunizierten die Eltern während des Gespräches nicht.

Folgende Vereinbarung wurde mit der Familie getroffen: Wenn die medizinischen Untersuchungen einschließlich der Hormonbestimmung abgeschlossen sind, kann Hans in etwa 14 Tagen nach Hause. Die weiteren Gespräche können dann ambulant in 4- bis 6wöchigen Abständen erfolgen.

In den folgenden ambulanten Sitzungen ergab sich ein tieferes und genaueres Verständnis der intrafamiliären Beziehungen. Hier sei lediglich erwähnt, daß Hans nach dem Familiengespräch einen Blutdruck von 120/80 mmHg hatte, was besonders vom Vater registriert wurde.

Die Mutter dagegen erwähnte beim nächsten Familiengespräch vor allen Dingen die Aufregung und innere Unruhe nach dem ersten Gespräch sowohl bei Hans als auch bei sich selbst und ihrem Mann. Es habe noch lange gedauert, bis sie sich wieder beruhigt hätten.

In diesem Beispiel wurde ein sehr kontrollierendes Familiensystem vorgestellt. Die Abschottung nach außen war nahezu perfekt. Es entstand der Eindruck, daß sich dadurch der systemimmanente Druck mindestens an 2 Stellen, beim Vater und beim Sohn, nicht mehr entladen konnte. Welches Risikoverhalten steht dahinter? Welches Vertrauen zueinander, welches Mißtrauen gegeneinander? Es soll auch gezeigt werden, wie vorsichtig jede familientherapeutische Intervention zu planen ist, wenn man den Kontakt zur Familie nicht verlieren will. Der praktische Arzt hat hier durch seine „somatische Orientierung" einen natürlichen Heimvorteil gegenüber dem Psychosomatiker oder auch gegenüber dem Familientherapeuten. Er soll die Beziehungen der Familienmitglieder erkennen, ohne sie voreilig verändern zu wollen.

Die Familie sollte nach Möglichkeit selbst Alternativen entwickeln, wenn nötig auch mit familientherapeutischer Hilfe. Diese bestand bei der vorgestellten Familie darin, daß durch therapeutische Intervention die enge Beziehung zwischen Hans und seiner Mutter gelockert, gleichzeitig durch eine Wiederannäherung zwischen Hans und seinem Vater diese Beziehung verbessert wurde. Dieser bessere Zusammenhalt wurde sehr deutlich, als kurz darauf die beiden Männer der Frau beim Sterben ihrer Mutter emotional sehr hilfreich sein konnten.

Veränderungen solcher Art benötigen Zeit und sind gewissen Gesetzmäßigkeiten unterworfen.

Das nächste Beispiel zeigt die schwierige Aufgabe des Arztes, eine Kommunikationsstörung in der Familie aufzuheben.

Eine 70jährige Patientin wurde in die Klinik aufgenommen, weil sie zu Hause häufiger „umgefallen" war. Sie hatte einen Blutdruck von 250/140 mmHg. Ein Hinterwandinfarkt lag 1,5 Jahre zurück. Hinzu kamen reaktive Depressionen bei einer depressiv hysterischen Charakterstruktur mit Hyperventilationstetanien und Starrezuständen.

Während der stationären Zeit gab es zwei Familiensitzungen mit dem Ziel, die verfahrene familiäre Situation wieder in Bewegung zu bringen. Anlaß für die Familiengespräche war die Frage nach dem weiteren Verbleiben der Patientin, die wegen ihres häufigen Umfallens scheinbar nicht mehr allein zu Hause gelassen werden konnte. Nach dem ersten Familiengespräch ergab sich folgendes Bild: Der älteste Sohn bot seiner Mutter seine und seiner Frau Hilfe an. Seine Frau sei bereit, ihre eigene Arbeit zu beenden, wenn sie dafür ein Entgelt von der Mutter oder der Krankenkasse bekäme. Der Sohn, der selbst ein großes Alkoholproblem hatte, hoffte darüberhinaus, die Mutter würde ihm ihr Haus überschreiben. Das Gespräch zeigte, daß es keine Alternative gab, z. B. keine Möglichkeit, daß die Mutter zur Tochter ziehen könnte. Auch das zweite Gespräch, 6 Wochen später – wieder auf Wunsch der Klinik, nicht auf Wunsch der Familie –, führte nicht weiter, außer daß die Familie gezeigt hatte, daß auch die Therapeuten nicht in der Lage waren, die verhärteten Fronten aufzubrechen. Die Blutdruckwerte der Mutter lagen nach dem Gespräch wieder bei dem Ausgangswert von 240/140 mmHg.

3 Jahre danach ergab sich bei einem Telefongespräch mit der Mutter, daß sie weiterhin zu Hause lebte, wenn sie nicht gerade in irgendeinem Krankenhaus war. Sie lebe immer noch in großer Spannung zu ihrem ältesten Sohn und dessen Familie, die nach wie vor in demselben Haus wie sie wohnten und auch regelmäßig nach ihr sähen. Mit dem heißgeliebten jüngeren Sohn habe sie dagegen fast täglich telefonischen Kontakt, allerdings dürfe dessen Frau nichts davon wissen.

Dieser Sohn, zur Zeit der Familiengespräche verlobt, hatte inzwischen geheiratet und ein Kind; er trug sich aber mit Scheidungsabsichten, die die Patientin so kommentierte: „Ich darf nichts sagen." Auf dieses „selbstauferlegte" Redeverbot stießen wir in weiteren „Hypertoniefamilien".

Im nächsten Beispiel soll jedoch etwas von den Chancen der Familientherapie aufgezeigt werden:

Die große Chance, den Patienten zu veranlassen, selbst seine Kommunikationsstörung aufzuheben

Der 30jährige Patient litt bereits 10 Jahre an einer essentiellen Hypertonie und war ½ Jahr vor der stationären Aufnahme wegen seiner schlecht einstellbaren Blutdruckwerte vom Hausarzt arbeitsunfähig geschrieben worden. Nach seinen eigenen Angaben lagen die Blutdruckspitzen bei 260/200 mmHg. Er klagte über Schwindelerscheinungen, Schwarzwerden vor den Augen und Ohnmachtsanfälle, die eine Gefährdung in seinem Beruf (Tiefbau) bedeuteten. Die stationäre Aufnahme erfolgte aus differentialdiagnostischen Gründen. Während der stationären Zeit fiel, wie bei der vorgenannten Patientin, eine zusätzliche Hyperventilation und darüberhinaus eine Erhöhung des Laktatspiegels auf.

Die biographische Anamnese ergab einen Zusammenhang zwischen dem augenblicklichen Zustandsbild und der Biographie. Der große Leidensdruck des Patienten motivierte ihn für eine gezielte klinisch-psychosomatische Behandlung.

Die Gründe oder die Beziehungen

Herr E. hatte früh seinen Vater verloren. Als 4jähriger bekam er einen Stiefvater und Halbgeschwister. Von dieser Familie fühlte er sich nicht angenommen, sondern ausgestoßen. Oft hörte er, er solle nicht reden; wenn Erwachsene sprächen, solle er den Mund halten.

Ein anderer Grund war die Krankheit und das Sterben seiner Frau vor etwa 10 Jahren – also zu Beginn seiner Hypertonie. Die Frau war an einer chronischen Leukämie erkrankt. Ihm hatte man die Diagnose mitgeteilt, nicht der Frau und nicht den anderen Familienmitgliedern, und man hatte ihm Redeverbot auferlegt. Er hat dies 3 Jahre lang durchgehalten!

Dabei besuchte er die Frau regelmäßig im Krankenhaus und kümmerte sich um die Tochter. Erst kurz vor dem Tod seiner Frau zog er auch deren Eltern und die anderen Verwandten ins Vertrauen.

Die für ihn annehmbare Verknüpfung von frühkindlichen Ereignissen und chronischen traumatisierenden Ereignissen seines angehenden Erwachsenenalters gelang im Rahmen eines psychosomatischen Praktikums, in dem er im Kreise von 9 Studenten interviewt wurde. Hier gelang die Verknüpfung und hier faßte der Patient den Entschluß, das Gespräch mit seinen Angehörigen, das nach dem Tode der Frau völlig zusammengebrochen war, wieder aufzunehmen. *Die Studenten hatten bei diesem Heilungsprozeß eine Schlüsselfunktion.* Aus diesem Grunde sei diese Situation näher beschrieben:

Atypisch für mich machte ich das Interview selbst. Schon vor dem Beginn stellte ich die Stühle um, die die Studenten für mich und den Patienten vorgesehen hatten. Ich wollte ihn besonders schützen und mich in wohlwollender Neutralität verhalten. Ich wollte die Beziehung zum Patienten im Interview nicht zu dicht werden lassen, andererseits aber auch nicht die Führung des Gesprächs aus der Hand geben.

Während des Interviews entdeckte der Patient, als er von seiner Stationsgruppe sprach, daß er da nicht gerne reden würde, weil er Angst hätte, verlacht zu werden. Dies veranlaßte mich wenig später, den Studenten vorzuschlagen, zu beraten, ob sie das Interview allein oder in Gegenwart des Patienten und mir diskutieren wollten. Dann gingen der Patient und ich aus dem Raum, um zu warten, bis sich die Studenten geeinigt hätten. Nach ein paar Minuten holten sie uns wieder herein und begannen erneut, Fragen an den Patienten zu stellen. Zwar hatte ich mich da schon als Gesprächsobjekt und nicht mehr als Gesprächsleiter definiert und demonstrativ die Gesprächsleitung an einen Studenten abgegeben. Bei diesem erneuten Fragespiel aber intervenierte ich doch noch einmal und empfahl dringend, jetzt nicht mehr mit uns, sondern über uns in unserer Gegenwart zu sprechen.

In dieser Form gelangten die Studenten durch Rede und Gegenrede zu jenen Einsichten, die ich oben skizzierte und an denen der Patient teilhaben konnte, ohne dabei in den sonst für Hypertoniepatienten so typischen Ambivalenzkonflikt zwischen seinen Unabhängigkeitsbestrebungen und Unterwürfigkeitstendenzen zu geraten. Der Patient verstand die Verknüpfungen sehr gut und sah auch den Weg, wie er seinen Konflikt auflösen konnte. Er sah es nicht als „ärztlichen Auftrag" an, den er blockieren mußte. Vielleicht gelang diese Aktion auch deshalb so

gut, weil einer der besonders klar argumentierenden Studenten denselben Heimatdialekt sprach wie der Patient selbst, und dies kann etwas sein, was an das Urvertrauen eines Menschen anknüpft.
Noch am selben Abend stellte der Patient den ersten Kontakt zu seinem Stiefvater wieder her und war überrascht, wie willkommen er war.

Fazit

Die Kommunikationsstörung in der frühen Kindheit wurde ärztlicherseits wieder aufgenommen durch das Verbot, über die Diagnose der Frau zu reden und führte praktisch zu einem Verstummen, das sich nur noch durch Körpersymptome äußern konnte. Es sei noch erwähnt, daß für den wirklichen Heilungsprozeß noch eine sehr gezielte Trauerarbeit unternommen werden mußte.

Literatur

(beim Verfasser)

Der Tumorkranke, seine Familie und sein Therapeut

Von W. Jacob

Für den heutigen Arzt ist die Frage, ob die Therapie bei bösartigen Tumorerkrankungen sich auf eine streng zu verordnende „strategisch geplante eingreifende Somatotherapie" zu beschränken habe, oder ob im Rahmen dieser Therapie eine psychosoziale Nachsorge und Begleitung des Tumorkranken notwendig sei, von außerordentlicher Bedeutung.

Noch vor zwei Jahrzehnten beschränkte man sich auf die rein somatische, meist radiologische oder chirurgische, gelegentlich chemotherapeutische Tumorbehandlung, ohne sich über eine palliativ wirksame allgemeinärztliche Zuwendung hinaus um den Kranken zu kümmern. Dieser blieb mit seinen Sorgen, Schmerzen, Ängsten und einer meist tief depressiven Stimmungslage weitgehend sich selbst überlassen.

Ebenso war bis vor kurzem die wissenschaftliche Diskussion psychosomatischer und psychosozialer Faktoren hinsichtlich der Pathogenese und Therapie bösartiger Erkrankungen einem strengen Verdikt unterworfen. In den 50er Jahren haben dennoch einzelne Arbeitsgruppen im Rahmen der Psychoanalyse und der anthropologischen Medizin den Versuch unternommen, sich dieser Aufgabe zunächst mit rein kasuistischen Beiträgen zuzuwenden. In den angelsächsischen Ländern, vor allem in den USA, ist in den letzten anderthalb Jahrzehnten – in Deutschland erst seit wenigen Jahren – das wissenschaftliche Interesse an den psychosomatischen und psychosozialen Problemen onkologischer Erkrankungen erwacht.

Die aus dieser Thematik resultierenden therapeutischen Bemühungen haben auf der einen Seite dazu geführt, den Krebskranken nicht mehr hilflos sich selbst in schwieriger Lage zu überlassen; es geht hier vor allem um eine der Person des Kranken stärker zugewandte ärztliche und pflegerische Behandlung. Auf der anderen Seite müssen wir uns fragen, ob sich durch psychotherapeutische oder psychosoziale oder auch familientherapeutische Maßnahmen der Verlauf einer bösartigen Tumorerkrankung beeinflussen läßt, ob z. B. die Rezidivgefahr eines somatisch erfolgreich behandelten Primärtumors durch psychotherapeutische oder psychosoziale Interventionen verringert oder gar vermieden werden kann.

Auf jeden Fall läßt sich durch die ärztlich-psychotherapeutische Begleitung des Tumorkranken, in welchem Stadium auch immer, die Bewältigung schwieriger familiärer oder auch beruflicher Lebenssituationen erleichtern.

Jeder Kranke ist – oft überraschend – mit einem Krankheitsschicksal konfrontiert, dessen Bewältigung näher ins Auge gefaßt werden muß. Da ist zunächst das Problem der Mitteilung der Diagnose, zumeist gefolgt von mühevollen, schmerzhaften und oft zu inneren Krisen und Katastrophen führenden, eingreifenden oder sogar entstellenden somatotherapeutischen Eingriffen mit ihren zumeist tiefgreifenden Folgen für die mitmenschlichen Beziehungen des Kranken innerhalb und außerhalb der Familie.

Die Phase dieser sog. Krisenintervention bedarf einer Ergänzung durch die mit den Kräften des Kranken zu vereinbarende Offenheit gegenüber neu sich entfaltenden Lebensmöglichkeiten, die wir als Phase des „Neubeginns" bezeichnen wollen. Der Neubeginn gilt für alle Lebensbereiche der Person des Kranken, und er gilt zugleich für die Familie sowie für die Mitmenschen seiner näheren und weiteren Umgebung. Gerade aus der Ungewißheit des Krankheitsschicksals resultieren oft Ängste, die nicht selten eine gläserne Wand zwischen dem Patienten und seiner Familie aufrichten. Diese Ungewißheit, von der auch die Familienangehörigen betroffen sind, bedarf einer sorgfältigen therapeutischen Begleitung, welche den unheilbar Kranken und sterbenden Patienten einbezieht.

Für die Person des Krebskranken gilt der vor mehr als 50 Jahren von dem großen Heidelberger Kliniker und Arzt Ludolf Krehl ausgesprochene Satz:

„Jetzt wissen wir und lernen wir wieder, daß auch die irrationalen Seiten des Lebens genauso zur Tätigkeit des Arztes gehören wie die Biologie: Aus der Vereinigung beider setzt sich das eigenartige Wesen unseres Schaffens zusammen. Meiner innersten Überzeugung nach wird erst dann der Mensch zum Arzt, wenn er mit seinem Kranken verbunden ist durch gemeinsames Verstehen in den letzten Fragen des körperlichen und seelischen Lebens. Damit schafft der wissenschaftlich gebildete und wissenschaftlich denkende Arzt in jeder ärztlichen Handlung ein neues Werk, das die innigste Beziehung hat zu den Gebilden der reinen Wissenschaft (wie zu denen der Kunst), und das zugleich an unsere höchste menschliche Bestimmung heranrührt."

Diese Sätze sind seither eher in der Psychoanalyse als in der Klinik verstanden worden. Doch selbst die aus ihr geborene Psychosomatik hat jahrzehntelang die großen organischen Erkrankungen, wie z. B. den Krebs, weitgehend vernachlässigt, wahrscheinlich wegen deren unentrinnbar erscheinenden biologischen Autonomie.

Unheimlich dünkt mich, daß der Schöpfer der Psychoanalyse, Sigmund Freud, selbst an einem Kieferkarzinom erkrankte, dessen schmerzhafte chirurgische und radiologische Behandlung (insgesamt ließ er 32 Operationen über sich ergehen) er in stoischer Gelassenheit zu ertragen suchte und vor der Öffentlichkeit verbarg. Angesichts seiner Krankengeschichte, die hier nicht ausgebreitet werden soll, stellt sich die grundsätzliche Frage, ob nicht der Lebenslehre der Psychoanalyse angesichts der Todeserfahrung des Krebskranken die in ihr enthaltene Todeslehre und – in ihr ebenfalls weitgehend enthalten – zugleich die Lehre vom ungelebten Leben an die Seite gestellt werden muß, wie es durch Freud selbst bereits geschah.

Es ist sicher kein Zufall, daß Bahnson in seinem Beitrag zum *Lehrbuch der Psychosomatischen Medizin* von Uexküll den, wie er sagt, „exemplarischen Fall" einer Patientin mitteilt, die mit 28 Jahren an einem Brustkrebs starb. Ein Jahr vor der Entdeckung dieses Karzinoms schreibt sie: „Ich habe in letzter Zeit ernsthaft über Selbstmord nachgedacht ...... es geht nicht darum, jemand anderen zu strafen oder ihm weh zu tun. Es dreht sich vielmehr darum, meinen eigenen Schmerz zu beenden – so wie ein Krebskranker, der weiß, daß er nie wieder gesund wird. Ich fühle ganz klar, daß mein Schmerz eine unheilbare Krankheit ist ......"

In einer Welt der Gesunden – und vermeintlich Glücklichen –, aus der die pathischen Kategorien der menschlichen Existenz systematisch – d. h. als werthafte Kriterien des menschlichen Daseins gleichsam ausgesondert und verdammt sind –, in dieser Welt hat der unheilbar

Kranke und Sterbende „kein Bürgerrecht“! Das hedonistische Lebensziel einer glückhaften Selbstverwirklichung in uneingeschränkter Gesundheit – und sei es um den Preis der Einschränkung des „höheren Selbst“ – duldet keinen Aufschub und kein Hindernis durch jenes Skandalon, mit dem der qualvolle Schmerzen erleidende unheilbar Kranke oder Sterbende sich ihm entgegenstellt. „Mein Jammer“, so schildert ein in der analytischen Erfahrung bewanderter Krebskranker die Finsternis seines Schicksals, „ist auch ein Teil des universellen Jammers. Mein Leben besteht nicht nur aus dem Aufheulen eines von der Bourgeoisie zu Tode erzogenen Individuums; es ist auch ein Teil des Aufheulens des ganzen Universums, in dem die Sonne nicht mehr aufgegangen ist.“

Wie ein roter Faden durchzieht das Gefühl einer endgültigen und nicht umkehrbaren Vernichtung, d.h. der unter dem Einfluß fremder mitmenschlicher und gesellschaftlicher Mächte sich vollziehenden Zerrüttung des eigentlichen Selbst, die Biographie zahlreicher Krebskranker, gefolgt von dem Satz: „Es ist mehr als nur eine Redensart, wenn man sagt, daß das Leid zum Himmel schreit.“ Der Tumorkranke fühlt sich nicht nur körperlich, sondern auch seelisch „höllischen Qualen“ ausgesetzt, deren zunächst gelingende, unter dem Bild einer nachhaltigen Depression sich verbergende Verdrängung letztlich dann doch zu fast unstillbaren Schmerzzuständen führt. Auch in der analytischen Therapie läßt sich der seelische Schmerz kaum beheben, sondern steigert sich eher zu unerträglicher Heftigkeit: „Überall, wo es weh tut, bin ich es ... Das ganze angestaute Leid, das ich jahrelang in mich hineingefressen hatte, ließ sich auf einmal nicht mehr in meinem Inneren komprimieren; es explodierte aufgrund seines Überdrucks und zerstörte bei dieser Explosion den Körper ...... ich habe mich zu Tode gegrämt, ich sterbe aus Leid.“

In einer das Tumorleiden begleitenden Psychotherapie hatte der Patient sich nicht geschont: „...... dieses erste Jahr meiner Psychotherapie wurde das schlimmste meines Lebens, denn bevor sie etwas Neues schaffen konnte, mußte zuerst noch alles Alte kaputt gehen. Und es ging tatsächlich kaputt. Meine ehemals nur vage Idee, daß ich wohl zuerst den Tod erleiden müßte, bevor an eine Wiedergeburt zu denken sei, wurde in der Psychotherapie dergestalt in Wirklichkeit umgesetzt, daß ich im Verlauf dieses Jahres unter grauenvollen seelischen Qualen tatsächlich den Tod erlitt, nämlich den Tod meines ganzen bisherigen Ich. Zurück blieb nur ein Häuflein Elend, das nun darauf warten sollte, daß es, in welcher Form auch immer, irgendwann und irgendwie wiedergeboren werden sollte. Ein bißchen merkwürdig mutete die Idee der Wiedergeburt schon an, denn vorderhand hatten die Ärzte noch alle Hände voll zu tun, mich ohne Unterlaß zu bestrahlen, zu untersuchen und mit Medikamenten vollzustopfen, nur damit das kleine bißchen Leben, das von mir noch übrig geblieben war, ihnen nicht vollends durch die Finger schlüpfte und aus dem oben angedeuteten symbolischen Tod nicht ein ganz banaler Tod wegen Krebs wurde.“

Mit dieser Wirklichkeit des Tumorkranken wird der Gesunde, und mit ihr wird die Familie konfrontiert. Es ergibt sich aus der von dem Kranken selbst geschilderten Situation, daß alle trickhaften Methoden einer vorwiegend verhaltenstherapeutisch orientierten Familientherapie an dem Schwergewicht des autonomen biologischen Krankheitsprozesses ebenso zerschellen müssen wie angesichts der schmerzlichen Gewalt des Krankheitsschicksals, in das die Familie

auf diese oder jene Weise – ob sie will oder nicht – einbezogen ist. Dagegen scheint uns eine sorgsam tiefenpsychologisch orientierte, jedoch vor allem supportiv ausgerichtete Familientherapie hier etwas gänzlich anderes zu lehren:
Der Kranke bedarf der mitmenschlichen Zuwendung und Hilfe, und zwar in einer Weise, die seiner inneren Würde und den Bedürfnissen seines durch das äußere Lebensschicksal zuweilen gänzlich zerschlagenen und von Schmerzen geschüttelten Ichs entspricht. Freilich gehört zu dieser Form der Zuwendung und Therapie jenes Ausmaß therapeutischer Erfahrung und innerer Reife, wie es nur wenigen Therapeuten aus einer jahrelangen praktischen Erfahrung im Umgang mit Tumorkranken zur Verfügung steht. Daß eine derartige Erfahrung nur eine im besten Sinne analytische, d. h. die personale Existenz des Kranken und seiner Familie mit allen in ihr anwesenden Dimensionen einbegreifende Erfahrung sein und als solche zur Wirkung kommen kann, welche dann auch von dem Kranken und seinen Angehörigen nicht abgewiesen wird, setzt voraus, daß wir als Therapeuten – ähnlich wie bei der Behandlung des Psychosekranken – über ein ungewöhnliches Maß an Empathie und zugleich eigener Stabilität verfügen sollten, um den mit dem Wesen der Erkrankung verbundenen massiven und unkontrollierten Kräften der Gegenübertragung gewachsen zu sein und sie von dem Patienten fernzuhalten.

Einer ähnlich kritischen und selbstkritischen Voraussetzung bedarf jede Form der psychosozialen Intervention dem Tumorkranken gegenüber, sei es auf dem Gebiet der psychologischen Beratung oder Gruppentherapie, sei es auf dem Gebiet der sozialtherapeutischen Intervention in der Familie oder im Beruf.

Was lernen wir aus dieser dem Gesunden fast unannehmbar erscheinenden dunklen Wirksamkeit und Wirklichkeit des Krebsleidens als einer „Krankheit zum Tode“?

Wir haben noch nicht erörtert, daß – wie bei dem großen Kranken Sigmund Freud – auch ein lebensbedrohlich erscheinendes Karzinom über anderthalb Jahrzehnte sich sozusagen im Gleichgewicht erhalten kann. Zahlreiche Krebspatienten – je nach Sitz des Tumors und Rechtzeitigkeit seiner Entdeckung – bleiben nach der Entfernung des Primärtumors geheilt. Andere überwinden ein oder mehrere Rezidive, wieder andere führen selbst im fortgeschrittenen Zustand der Metastasierung ein oft eingeschränktes und mühsames, jedoch Monate und Jahre überdauerndes Leben.

Große Zukunftsaufgaben und Hoffnungen erhalten den Kranken nicht selten für eine überraschend lange Zeit am Leben: so Sigmund Freud; so der bekannte Chirurg und Krebsforscher Karl Heinrich Bauer, der wenige Wochen nach der Operation eines ausgedehnten Mastdarmkrebses sich entschloß, das erste und zugleich größte Krebsforschungszentrum in der BRD zu errichten. Ein Jahrzehnt später wurde bei ihm ein zweiter, bereits metastasierender Tumor entdeckt, aber der rastlose Einsatz dieses Mannes für die Wissenschaft zur Erforschung der Krankheit, an der er selber litt, hielt ihn bei Kräften. Weit über 80jährig starb er schließlich wenige Wochen nach seiner endgültigen Zur-Ruhe-Setzung.

Die wirkungsreiche soziale Mission des Tumorkranken wird aus Gründen wohlwollender, nachsichtiger und verheimlichender Fehlentscheidungen von seiten der Gesunden – oft auch von seiten der Familienangehörigen – in ihrer Bedeutung unterschätzt. Dadurch entsteht für den Kranken die folgende Situation:

Auf der einen Seite entsteht eine immer größer werdende Distanz zwischen dem

Kranken und seiner mitmenschlichen Umgebung, in der Familie oder im Beruf. Die Entfernung und Entfremdung zwischen dem Kranken und den mit ihm zusammenlebenden Personen wird – oft mehr unbewußt als bewußt – immer größer und unüberbrückbarer, eine Entfernung, die nach Kräften zu verringern eine der wichtigsten Aufgaben des Arztes, des Familientherapeuten, der Angehörigen und der Berufskollegen sein dürfte.

Indessen auch der Kranke selbst sollte – solange dies irgend möglich ist – die intrapsychisch erlebten sozialen Kontakte gegenüber seiner Mitwelt auf keinen Fall reduzieren, sondern – selbst wenn dies einige Kräfte kostet – sich ständig neu entschließen, die bedrohlich erscheinende „Entfernung" in einer sorgfältig gepflegten sozialen Kommunikation zu verringern. Hier entspricht einer inneren Tendenz zur psychosozialen Isolation des Kranken, also einem personalen Rückzug an der inneren sozialen Front (Rücknahme der Objektbesetzung) nicht selten ein extra-personaler Rückzug der oft ängstlich und ratlos, unter Umständen sogar gegenüber dem wahren Anliegen des Kranken unempfindlich erscheinenden Angehörigen, Berufskollegen, Freunde und Bekannten. Ihnen bleibt die wahre soziale Situation des Kranken oft verborgen (Fremdverborgenheit), ein deletärer sozialpathologischer Prozeß, der dringend der ärztlichen Beobachtung und nicht selten einer therapeutischen Intervention bedarf.

Wir können hier förmlich von einer nachhaltigen Störung des inneren sozialen Gleichgewichtes sprechen, dem eine meist ebenso nachhaltige Störung des äußeren (nach außen in Erscheinung tretenden) sozialen Gleichgewichtes entspricht. Es wäre nicht von der Hand zu weisen, die Störung oder Zerstörung des inneren sozialen Gleichgewichtes in eine indirekte oder gar direkte Beziehung zum progressiven Zellwachstum und zu den hormonalen oder immunbiologischen Abwehrvorgängen desselben zu setzen.

Es gibt schließlich noch eine weitere Frage, der der Arzt im therapeutischen Umgang mit dem Tumorkranken und auch seiner Familie sich nur schwer entziehen kann: dies ist der transzendentale Bereich des Lebens, um den der Kranke sich bemüht und kämpft.

Warum befaßte sich Freud in seinem letzten Werk mit dem Thema: „Der Mann Moses und die monotheistische Religion"? Warum haben wir es – bei Freud ohne Zweifel aus einem tiefgründigen Wahrheitsbedürfnis zur Realität – so oft mit der strikten Ablehnung jeglicher religiösen Dimension als einer realitätsbezogenen zu tun? Warum gipfelt der Bericht des psychotherapierten Tumorkranken Fritz Zorn in einer verzweifelten Apologetik des Satans? Welch seltsame Mitteilung erreicht uns aus dem „exemplarischen Fall" Bahne Bahnsons, wenn es dort heißt: „Es war eine ambivalente und schwankende Periode, in der die Patientin begann, mit Mystik und Mystikern zu verkehren – im Grunde wohl deswegen, weil ihr jetzt das Leben, das ihr die Therapie neu eröffnet hatte, in der Realität doch nicht lebbar erschien." In der letzten Lebensphase der Patientin trat in einer Art Traumzustand eine „dritte, diesmal eine transzendentale, Person" an sie heran, ein „zeitloses Selbst, das von Erlebnissen sprach, die zweitausend Jahre zurück lagen und das sich wie ein körperloses Wesen beschrieb, das durch Zeit und Raum fliegen kann".

Es handelt sich um jenen Wirklichkeitsbereich, der von Uexküll und Wesiack als kommunikatives Realitätsprinzip dem pragmatischen Realitätsprinzip gegenübergestellt wird. In der Tat leidet der Tumorkranke an der folgenschweren und oft lebenslangen Zerreißung des ersteren, dem letzteren ohnmächtig und glücklos ausgeliefert.

Als „Neubeginn“ könnte hier der sorgfältige und nachhaltige therapeutische Aufbau eines kommunikativen Beziehungsfeldes wirken, das sich sowohl in den Lebensbereichen der Phantasie als auch der sozialen Kommunikation und ihren Aufgaben erfüllen kann.

Wenn ich den japanischen Onkologen Nakagawa in seinem Bericht über die Prognose unheilbarer Lungenkarzinomkranker recht verstanden habe – er selbst ist als ein vor Jahren als inoperabel erklärter Magenkarzinomkranker ein lebendiger Kronzeuge für seine Erfahrung –, so scheint die entschlossene Abkehr von Resignation und Verzweiflung, Schuld, Haß und Verdrängung der eigenen Krankheit, die Zuwendung zum sozialen Alltag und die konsequente Verfolgung wirksamer sozialer Aufgaben ein die Prognose verbesserndes zukünftiges Lebensfeld für den Kranken zu eröffnen, jedoch nur unter der Voraussetzung, daß nicht nur der Therapeut, sondern auch die Mitmenschen den Tumorkranken – ihn selbst – wirklich „erkennen“, so wie es Balint in seiner „Therapeutischen Regression“ geschehen läßt.

Literatur

Bahne Bahnson C.: Das Krebsproblem in psychosomatischer Dimension. In: T.v. Uexküll (Hrsg.): Lehrbuch der Psychosomatischen Medizin, S. 685 ff. München: Urban & Schwarzenberg 1979.

Balint M.: Therapeutische Aspekte der Regression – Theorie der Grundstörung. rororo-studium Psychoanalyse Bd. 42, S. 133, 210, 221 ff.

Jacob W.: Vermeidung von Gewalt und Aggression – Zur Krankheit Sigmund Freuds. Helsinki, Aug. 80 Jahrb. f. Psychoanalyse, 1982 (im Druck).

Jacob W.: Kranksein und Krankheit, S. 150, 196, 198. Heidelberg: Hüthig 1978.

Krehl L.: Krankheitsform und Persönlichkeit. Dtsch. med. Wochenschr. 54, 1745–1750, 1928.

Nakagawa S., Ikemi Y.: Psychosomatic study of spontaneous regression in long survival cases of lungpatients. The 6th World Congress of the International College of Psychosomatic Medicine, Montreal 1981.

Uexküll T. v., Wesiack W.: Realität – Soziale Wirklichkeit – und der diagnostisch-therapeutische Zirkel. In: T.v. Uexküll (Hrsg.): Lehrbuch der psychosomatischen Medizin, S. 76 ff. München: Urban & Schwarzenberg 1979.

Zorn F.: Mars. München: Kindler 1977.

Die Familie – Wer ist behandlungsbedürftig?

Von P. Bernachon

Viele Familien konsultieren einen Arzt, als sei er ein Dienstleistungsunternehmen. Familienmitglieder verhalten sich, als seien sie vom Familienverband isoliert zu sehen; so werden ihre Krankheiten von ihnen auch noch im Sinne eines „unglücklichen Zufalles" gesehen.
Andere Familien wählen sich „ihren" Arzt; alle Familienmitglieder teilen ihr Vertrauen in diesen Arzt, unabhängig von der Häufigkeit und Schwere der Erkrankungen. In diesem Falle ist der Arzt Teil des Familiensystems und kann gleichwohl ein Symptomträger sein. Die auftretenden Krankheiten haben sehr oft eine Funktion im Familiensystem. Der Arzt wird hier einerseits als Garant des Gleichgewichtes dieser Gruppe gesehen, oft genug wird aber gleichzeitig von ihm ein Eingreifen im Sinne einer Veränderung verlangt. In dieser recht unangenehmen Situation sollte der Arzt ganz bewußt auf die zum Teil sehr festgelegten „Spielregeln" innerhalb solcher Familien achten, weil er sonst scheitern muß. Die Rolle des Arztes kann darin bestehen, daß er – bei aller Zurückhaltung – einen innerhalb der Familie in Gang gekommenen, konstruktiven Änderungsprozeß fördert und erleichtert.

Weltweit ist ein großes Interesse an der Familienmedizin erwacht; es weiß nur niemand so recht, was Familienmedizin eigentlich sein soll.
Wie wird man „Familienmediziner"? Der Verfasser hat z. B. nach einer Ausbildung in innerer Medizin und Pädiatrie viele Jahre als Kinderarzt praktiziert. Dabei stellte er vor allem fest, daß oft nicht so sehr die Kinder, sondern die Mütter, Väter und Großeltern seiner Patienten behandlungsbedürftig schienen. Und so wurde er „Hausarzt" und, wenn man ein Synonym haben möchte, „Familienarzt". Was verbindet sich mit den Begriffen Familienmedizin und Familienarzt (Hausarzt)?
Einige sehen diese Richtung als einen Pfeiler der öffentlichen Gesundheit, für andere ist der Hausarzt eine Art Sozialhelfer. Von diesem „neuen" Arzttyp erwartet man vielseitige Kompetenzen: Er muß über eine gute wissenschaftliche Grundausbildung verfügen und soll Soziologie, Psychologie und Psychiatrie möglichst vollkommen beherrschen. Dabei wird er von den Kollegen der jeweiligen Fachrichtungen immer wieder freundlich darauf hingewiesen, daß er sich möglichst nicht mit ihrer Fachkompetenz in Wettbewerb begeben möchte. Jetzt soll der Familienarzt auch noch die Hauptrolle in der Prävention übernehmen.
Der Ausdruck „Familienarzt" ist insofern irreführend, als er eine Art von Spezialisierung mit eigenen Techniken vortäuscht. Aber auch so bleiben die Anforderungen an den Hausarzt enorm groß; er soll nicht nur enzyklopädisches Wissen besitzen, sondern auch noch die Fähigkeit zu einer Art neurotischer Sublimierung. Es ist heute fast verpönt zu sagen, daß auch der Arzt bei seiner Arbeit eine persönliche Befriedigung braucht. Ein weiterer manchmal unklarer Punkt ist, daß der Hausarzt nicht für eine wilde Familientherapie eingesetzt werden soll.
Hiernach kann man die Funktion des Hausarztes unter zwei Gesichtspunkten

sehen. Im ersten Fall werden wir fast zufällig zum Arzt einer bestimmten Familie; im anderen Fall werden wir im Lauf der Zeit durch eine Familie bewußt zu deren Arzt ausgewählt.

Im ersten Fall erbringen wir eine Art von Dienstleistung; hier geht es um Stückwerk. Wir nehmen gezielte Reparaturen vor, wenn Pannen auftreten. Im stillschweigenden Einvernehmen wird jedes pathologische Ereignis als vom Familienzusammenhang isoliert angesehen. Viele Familien benutzen ihre Ärzte in dieser Weise. Alle Mitglieder dieser Familien werden wie voneinander unabhängige Personen behandelt, selbst wenn sie sich bei Ende eines Praxis- oder Hausbesuches nach der Gesundheit der Abwesenden erkundigen. Es ist sicher möglich, daß solche höflichen Fragen ein Symptom kranker Beziehungen innerhalb einer Familie sind, jedoch geht man diesem Symptom aus Vorsicht oder Gründen des guten Tons nicht weiter nach. Es ist bequem und beruhigend für Familien wie für Ärzte, so zu tun, als ob pathologische Episoden, zu denen man den Arzt ruft, eigentlich nur unglückliche Zufälle darstellen, so wie z.B. ein Luftzug, ein Virus oder verdorbene Nahrungsmittel.

Ein anderer, optimistischer Ansatz ist es, wenn Diatkine sagt: „Ich habe ein paar glückliche Familien getroffen."

In der Tat gibt es diese glücklichen Familien, die sich gegen pseudowissenschaftliche Ansätze und deren Literatur zur Wehr setzen, wo die Familie nichts als das Schlachtfeld ist, auf dem unstillbarer Haß ausgetragen wird.

Manchmal geschieht es jedoch, daß das wiederholte Aufeinanderfolgen leichterer oder schwerer Krankheiten bei Mitgliedern einer Familie doch zu denken gibt. Ob die gesammelten Glieder der Kette von Eindrücken einen Sinn ergeben, ist eine verfängliche Frage. Laufen wir nicht Gefahr, unsere eigene Vorstellung, vermischt mit Phantasien oder Theorien aufgrund verschiedenster eigener Erfahrungen, einzubringen?

Bei bestimmten Familien haben wir – trotz aller Klagen – unterschwellig den Mythos des verlorenen Paradieses herausgehört, in welchem es keine Krankheiten, dafür eine gänzliche Harmonie bei den Ehepartnern wie auch den aufeinanderfolgenden Generationen gibt; dieser Mythos ist langlebig. Wir Ärzte wahren diesen Mythos und versuchen vorsichtige Reparaturen und Ausbesserungen, wobei wir Konflikte entwerten, die unter Umständen konstruktiv sein könnten.

Bei längerer Beobachtung einiger Familien kann man feststellen, daß die sich wiederholenden, leichten oder schwereren Krankheiten doch Glieder einer Kette sind. Auch der Arzt kann Glied einer solchen Kette sein, ja, er kann geradezu zu diesem Zweck – natürlich nicht bewußt – zum Arzt der Familie und damit zu einer Art Symptomträger auserwählt worden sein. Für den Arzt ist es angenehmer anzunehmen, er sei aufgrund seiner Kompetenz oder seines Einfühlungsvermögens gewählt worden, was durchaus der Fall sein kann. Nur mit größter Vorsicht sollte man den Titel „Freund der Familie" akzeptieren.

Bei allen – teilweise emotionalen – Überlegungen sollte man zwei grundsätzliche Fragen im Auge behalten:

Warum hat man uns als Arzt gewählt?

Wer ist behandlungsbedürftig?

Arztwahl

Es ist festzustellen, daß die am stärksten gestörten Familien sehr viel Energie einsetzen, den Zusammenhalt ihrer Gruppe zu erhalten.

Diese Familien drücken zwei – sich anscheinend widersprechende – Anliegen aus, nämlich daß sich etwas ändert und daß gleichzeitig das Gleichgewicht der Gruppe beibehalten wird. Der Hausarzt stellt dann fest, daß er auf der einen Seite Instrument einer eventuellen Veränderung, andererseits aber Garantie dafür ist, daß sich an den familieninternen Regeln nichts ändert. Dieses Spiel heißt: „Helfen Sie mir, aber ich lasse dies nicht zu." Läßt man sich auf dieses Spiel ein, so kann man nach den Regeln des gesunden Menschenverstandes handeln.

Die Forschung von Balint hat gezeigt, daß dies nicht sehr weit führt. Funktion und Aufgabe des Arztes wurden von Gilliéron klar beschrieben. Danach wird der Arzt im Familiensystem ein unentbehrliches Element. Arzt und Patient stehen in diesem System in Wechselwirkung miteinander, wobei hier wiederholt gleiche Verhaltensmuster auftreten. Diese Muster kennzeichnen das Niveau des Gleichgewichtes innerhalb des Systems Familie. Die Teilnahme des Arztes zugunsten der Erhaltung des Systems führt dazu, daß er die Krise dämpft, indem er die Bedürfnisse eines Mitgliedes erfüllt und damit den anderen hilft.

Das Annehmen dieser „kleinen, aber bedeutenden Rolle" durch den Arzt erscheint mir da von Nutzen, wo in der Familie der Zusammenhalt der Gruppe eine feste Regel darstellt, die von allen stillschweigend beachtet wird. Unsere Rolle ist nun sicher nicht die, in jedem Falle für den Zusammenhalt der Familie zu sorgen. Wenn es zu einem Bruch kommt, so ist die Stellung des Arztes davon beeinflußt. Nach einer Scheidung oder einem konfliktbeladenen Ausscheiden der Kinder aus dem Familienverband sehen wir oft die getrennten Familienmitglieder nicht mehr in unserer Praxis. In einem einzigen Fall habe ich nach der Trennung der Eltern alle wiedergetroffen: Vater, Mutter, Kinder und beide Schwiegermütter; für mich ist dies ein kleines Anzeichen dafür, daß diese Trennung noch nicht endgültig ist.

Wer ist behandlungsbedürftig?

Jeder Arzt kennt die Versuchung, den „echten Kranken" von der Familie zu isolieren, weil er in unseren Augen für die Krankheit der Familie verantwortlich ist, oder weil wir ihm aus verschiedenen Gründen Vorrechte einräumen.

In anderen Fällen bestimmt die Familie „ihren" Kranken. Dieser mag zwar für bestimmte Zeit aufgrund der Stärke seiner Symptomatik diese Rolle spielen, es fragt sich nur, ob er diese Rolle in erster Linie als „Opfer", „Schuldiger" oder „Sündenbock" übernommen hat. Die Antwort darauf ist sehr schwierig.

Auf eine Gefahr möchte ich hinweisen, nämlich, daß man in den Patienten somatische oder neurotische Beschwerden hinein-„therapiert", selbst wenn er von der Familie der am wenigsten kranke ist. Der Patient gelangt dann in die Rolle des doppelten Opfers; er ist von der Familie als Schuldiger gekennzeichnet und dies erst recht durch unser Zutun.

Ärzte stellen oft lieber eine Diagnose, als „machtlos" dazustehen. Das Begreifen der ärztlichen Aufgabe, die Suche nach der beruflichen Identität führen manchmal zu unglücklichen Rechtfertigungsversuchen. Ist erst einmal eine Krankheit benannt, selbst wenn sie nicht wissenschaftlich nachweisbar ist, dann haben wir die Illusion, auf dem richtigen Wege zu sein.

Die traditionelle Medizin arbeitet linear. Man soll die Ursache einer Krankheit finden und von dieser Ursache deduktiv weiter vorgehen. Was der Arzt in manchen Familien an Pathologischem antrifft, kann jedoch nicht linear angegangen werden; es müssen andere Faktoren berücksichtigt werden, wie z. B. die Auswirkungen der Störung auf die Familiendynamik und die Funktion dieser Störungen. Ferner spielen die Interaktionen der einzelnen Familienmitglieder untereinander eine große Rolle. Ebenso kann die Krankheit als eine Organisationsform der Familie oder als Alarmsignal für eine Krise und den Zusammenbruch eines Familiensystems angesehen werden.

Hieraus folgt, daß – will man die Klage des Patienten verstehen – andere Maßstäbe gesetzt werden müssen. Der Arzt soll nicht die Symptome einer Krankheit aufnehmen, sondern deren gesamtes Umfeld, was normalerweise schlicht als Zeitverlust angesehen wird.

Eine Einschränkung: Der Hausarzt darf die klinische Untersuchung keineswegs auslassen. Die körperliche Untersuchung ist – neben ihrem medizinisch-diagnostischen Wert – das, was die hohe Wertigkeit und Einzigartigkeit des Gespräches mit dem Patienten unterstreicht.

Es gibt Patienten, die in die Praxis kommen, „nur um zu sprechen", worin nichts Abwertendes zu sehen ist, wenn dies aus eigenem Antrieb geschieht.

In meiner Praxis erfuhr eine Patientin schon Erleichterung dadurch, daß sie keine Krankheiten mehr vorgeben mußte, um mit mir über alle ihre Sorgen sprechen zu können. Dennoch habe ich jahrelang diese Patientin sorgfältig untersucht, selbst wenn ich in vielen Fällen der Meinung war, daß nichts Krankhaftes vorlag. Im Laufe der Gespräche konnten wir die Familiensituation und die Funktion der von ihr durchlittenen Krankheiten untersuchen, und ich glaube, sie hat jetzt erkannt, was sie in ihrem Leben ändern oder nicht ändern kann, und die Diskrepanz zu verstehen und zu akzeptieren gelernt.

Abschließend sei gesagt, daß Änderung nicht immer gut und Erhaltung des Systems immer schlecht sein muß, selbst wenn für die Nichtänderung auch ein gewisser Preis bezahlt werden muß.

Wenn wir uns auf den Mythos des verlorenen Paradieses beziehen, wecken wir falsche Hoffnungen und laufen auch Gefahr, jegliche Veränderung im Familiensystem als conditio sine qua non für das Familienglück darzustellen, selbst wenn dies gar nicht gewünscht wird.

Der Arzt ist nicht dazu da, in Familien Konflikte heraufzubeschwören oder alle Widerstände gegen eine Änderung abzubauen; er ist im besten Falle privilegierter Zeuge, der dann präsent sein und helfen kann, wenn es darum geht, einen innerhalb der Familie in Gang gekommenen konstruktiven Änderungsprozeß zu fördern und zu erleichtern.

Literatur

(beim Verfasser)

Psychische Störungen des Kindes als Symptom der pathologischen Familienbeziehung

*Von A. Guareschi-Cazzullo u. I. Carta**

Die Studien zur Familiendynamik nach den klassischen Erfahrungen von Ackermann und seinen Mitarbeitern, verbunden mit der Anwendung der Systemtheorie im Bereich der familiären Beziehung und des Pragmatismus der menschlichen Kommunikation, haben die Beobachtung und Möglichkeit der Interpretation des pathologischen Verhaltens des Kindes durch neue Gesichtspunkte bereichert.

Die Definition dieses Verhaltens als Symptom einer pathologischen Familienbeziehung gewinnt eine entschieden erneuernde Bedeutung durch eine Lesart und eine Interpretation der Symptome, die von individualistischen Modellen inspiriert sind, in welchen die Konfliktualität und die intrapsychische Psychosomatik das einzige Objekt des wissenschaftlichen Einsatzes und der Reflexion bilden.

Derselbe interpersonale Gesichtspunkt wird insofern überholt, als die Perspektive den Horizont der Forschung auf die transpersonale Universalität der Kultur und privilegierten Ausdrucksformen ausdehnt.

Die Pathologie des kindlichen Verhaltens, sei es in seinen psychotischen, neurotischen und psychosomatischen Manifestationen, kann in eine relationale Terminologie von neuer Bedeutung der Symptome und psychopathologischen Manifestationen rückdefiniert werden.

Der familiäre Zusammenhang drückt sich in relationalen Modellen wie eine Struktur aus, deren Organisation gleichbedeutend mit den zwei- oder dreipoligen relationalen Modellen ist, mit welchen die Modalität der Relation mit dem Objekt vom regressiven, symbiotisch-fusionistischen Typ oder vom mehr entwickelten neurotischen oder normalen Typ übereinstimmen.

Die psychosomatische Pathologie scheint in relationale Strukturen eingefügt, deren Organisation auf die zwei oben erwähnten Modelle zurückgeführt werden kann.

Die Strukturordnung der Familie ist also extrem wichtig, sei es vom Gesichtspunkt der Voraussicht oder dem der Folgen her, um im familiären Zusammenhang die Bedeutung der Symptome des Kindes interpretieren zu können.

Es ist jedoch notwendig, gebührend von der individuellen Organisation des Kindes Kenntnis zu nehmen, der eigentümlichen Abwehr, welche seine Verwundbarkeit organisiert in Beziehung vor allem mit den psychosexuellen Entwicklungsphasen und den kognitiven Prozessen.

Gleicherweise muß die Tatsache berücksichtigt werden, daß nicht nur die Persönlichkeit des Kindes ein offenes, in Entwicklung begriffenes dynamisches System, sondern auch, daß die Familie Ort der dynamischen Wandlungsprozesse ist; die Deutung der verschiedenen Entwicklungs- und Wandlungsmomente des Kindes und der Familie stellen Knotenpunkte des natürlichen Niederschlags von Faktoren der Persönlichkeit oder der Fixierung und der Einordnung derselben, mit unvermutetem pathologischem Verhalten dar.

* Übersetzer: Lothar Knaak, Ascona

Der Titel dieses Beitrages enthält schon ein wegweisendes Element, wonach unser Diskurs ausgerichtet ist. Er lädt dazu ein, bei jeder Individualdeutung der Pathologie des Kindes gewichtige Unterscheidungen vorzunehmen und schlägt vor, die Lesart auf die störenden Aspekte des Verhaltens und des Charakters einzurichten, die die innerfamiliären Beziehungen gesamthaft umfassen, in die das Kind gehört und worin es sich verhält.

Diesen Vorschlag anzunehmen und zu entwickeln ist an sich keine einfache Aufgabe, sowohl im Sinne der klinischen Beobachtung nicht, als auch nicht bezüglich der anamnestischen Rekonstruktion der ursächlichen Momente aus der psychischen Entwicklung des Kindes, weil nur ein neues theoretisches System, das sich auf Vergleichsmodelle der funktionellen Struktur des psychischen Organismus bezieht, im Einzelfall sichere Auskunft darüber geben kann, was als Synthese im Titel vorgeschlagen ist.

Diese neue Theorie versuchen nicht wir zu schaffen, doch wir berufen uns kurz auf die eingebrachten Anstrengungen verschiedener Autoren mit unterschiedlichen Bestrebungen, die individualistische Sicht des Subjekts zu überwinden, um den Horizont der wissenschaftlichen Erfahrung so weit auszudehnen, daß er auch die Familie und die sich ständig ausweitenden gesellschaftlichen Widersprüche mit umschließt.

Es war nötig, das Vorbild, das für viele noch immer Würde und Wert eines wissenschaftlichen Konzepts bedeutet, mehr oder minder in Frage zu stellen, wonach ein menschliches Wesen sich mit seinen anatomisch-physiologischen Dispositiven identifiziert. Das Studium des Menschen in seiner kulturellen Dimension, die auch seine soziale und institutionelle Dimension ist, führt zur Ablehnung der Einstellung, daß nur der anatomisch-physiologischen Natur des Menschen angemessene Mittel der Beobachtung zu gebrauchen seien, und nutzt vermehrt die Schaffung von Arbeitshypothesen, die sich auf Alternativmodelle zu dieser Körperlichkeit und Organhaftigkeit beziehen.

Der beeindruckende Aufbau der Metapsychologie von Freud, bezüglich dessen, was soeben gesagt worden ist, enthält einen hartnäckigen und nie aufgelösten Widerspruch, eine Art vertikalen Bruch, der durch das gesamte Werk des Begründers der Psychoanalyse geht: Da ist einerseits der absolut klare und genau befolgte Entwurf zur Definition der normativen Gesetze des humanen Geschehens, in der Substanz identisch mit dem Regelmaß jeder Lebendigkeit des biologischen Universums als Naturgesetz, und andererseits bildete sich im Geiste Freuds, seit den ersten Studien zur Hysterie, eine strukturgemäße Beziehungshypothese, die das Fundament zum psychischen Geschehen der Rückbeziehung bildet, das verschiedentlich an geschichtlichen Ereignissen erarbeitet und wiederbelebt wurde, dessen Natur also rein kulturell ist.

Gemäß dieser Hypothese bildet sich die individuelle Identität mittels Identifikationsprozessen, durch welche sie sich ändert. Die anderen und die Beziehungswelt der anderen formen das individuelle genetische Gepäck bis zur Konstitution der Persönlichkeit, welche mit ihren Eigentümlichkeiten und absolut persönlichen Charakteristiken begabt ist.

Wie schon gesagt, aber anders ausgedrückt, öffnet eine entschieden individuelle Organisation die Möglichkeit einer mentalstrukturellen Interpretation, in welcher ein kollektives Moment dieser Struktur in dialektischer Kontraposition koexistiert.

Die Entwicklung des psychoanalytischen Gedankens in den USA und insbesondere der kulturalistischen Schule von

Sullivan, Fromm, Horney und Erikson, hat den entscheidenden Einfluß der zwischenmenschlichen Beziehungen auf die Formierung der Persönlichkeit unterstrichen.

Die wichtigste therapeutische Anwendung dieses neuen Konzepts zeigt sich, auch geschichtlich, besonders wirksam im Gebiet der schizophrenen Pathologie. So hatte die Psychopathologie, die nur den Einzelpatienten anzugehen schien, sich mehr oder minder gemeinsam in anderen Gliedern der Familie vorhanden gefunden.

Man kam gar darauf, in solchen Fällen den Patienten „nicht mehr als krankes Familienmitglied, aber als symptomatischen Ausdruck einer kranken Familie" (Minuchin) zu betrachten.

Von dieser kulturellen, ursprünglich psychoanalytischen Matrix ging die Pionierarbeit von Nathan W. Ackermann aus. Natürlich sind die Studien und therapeutischen Erfahrungen Ackermanns nicht nur durch die kulturellen Errungenschaften des Denkens der vorher zitierten Autoren beeinflußt, sondern auch durch die besondere Art des typisch amerikanischen Denkens und Handelns, das gewöhnlich Pragmatismus genannt wird.

Ackermann verdanken wir jedoch eher hervorragende Beschreibungen der Konflikte und Leiden der zeitgenössischen Kernfamilie, als eine klare und kohärente theoretische Konstruktion. Er stellte fest, daß mit gleichbleibender Beharrlichkeit gleichzeitig drei Arten von Phänomenen auftreten: das intrapsychische, das interpersönliche und das soziale in unzähligen Möglichkeiten ihrer Variabilität.

Er interpretierte die menschliche Natur wie ein offenes System von Verhalten und vitalen Phänomenen, und die Probleme der Anpassung wurden innerhalb eines biosozialen Horizonts angesiedelt. Er war überzeugt, die traditionelle Trennung von sozial und individual überwunden zu haben in einer Synthese, welche das Biologische als das Soziale und das Soziale als das Biologische identifizierte.

Die Ereignisse, welche das kranke Individuum in seine Familie einbeziehen, stellen Tatsachen dar, die einem Normsystem eingeschrieben sind, das aus einzelnen, voneinander abhängigen Untersystemen besteht und jedes einzelne von diesen, also das Individuum, die Familie und die Gesellschaft, kann Beobachtungsobjekt sein.

Es erschien einleuchtend, daß die Isolierung eines Untersystems von den anderen und vom Normsystem eine künstliche Vereinzelung sein muß, der ein bestimmtes Teil Genauigkeit und Voraussehbarkeit geopfert wurde.

Die Arbeit Ackermanns ist besonders fruchtbar, auch wenn Mitarbeiter und Epigonen sich in weiten Bögen verschiedener Richtung bewegt haben und die heute, da sich der Horizont um Erfahrungen, Initiativen, Forschungsprojekte, theoretische Formulierungen im Bereich der Familientherapie und der anthropologischen und sozialen Studien, die damit verbunden sind, schließt, extrem weitläufig erscheinen, und zahllos sind bereits die Autoren, welche die Materie bearbeiten.

Das sei gesagt, um der Mühe zu entgehen, diese aufzählen zu müssen, was an dieser Stelle auch unnütz wäre. Wir ziehen es indessen vor, die Wichtigkeit einer Gedankenrichtung hervorzuheben, deren kulturelle Matrix sich in der Substanz von der psychoanalytischen unterscheidet und die äußerst fruchtbare Beiträge, sei es im Sinne der Entdeckung als auch in der therapeutischen Anwendung auf dem Gebiete, das wir hier behandeln, geliefert hat.

Der Gedankenfaden, von dem wir sprechen, ist die Leittheorie von den Systemen, die eine Theorie der Theorien und als solche ein Versuch ist, verschiedene systematische Annäherungen an das menschliche Verhalten im Bereiche des Systems, das es einbezieht, zu erfassen.

Mit System ist „ein Zusammenhalt von im gegenseitigen Austausch befindlichen Einheiten" (Ruesch) gemeint, und „eine Leittheorie der angewandten Systeme hätte den fundamentalen Zweck, die Rahmenbedingungen der wissenschaftlichen Kategorien von genügender Reichweite zu entwickeln, um die verschiedenen Theorien vom menschlichen Verhalten, wie die durch psychologische, soziologische, anthropologische, ökonomische und physiologische Studien erarbeiteten, zu umfassen. Das bedeutet, daß der sozial Forschende aus den Theorien der Systeme eine sprachliche Projektion oder eine Struktur erarbeitet, welche die humanen Beziehungen in der Art kodifizieren muß, damit sie von den verschiedenen Sozialdisziplinen akzeptiert werden können" (Baer). Ruesch schlägt die Theorie der Kommunikation als die beste projektive Hauptsprachregelung vor.

Dies bedeutet eine Rückdefinition der verschiedenen Einheiten und sozialen Institutionen, selbstverständlich unter ihnen auch die Familie, in transaktionelle Fachbegriffe mit Funktionen von Input (Eingabe), Zentralfunktionen (Vorgänge) und Output (Ausgabe).

So sind wir im Gebiet der Anwendung angelangt, im engeren Sinne bei der Kybernetik.

Die interaktionalen sozialen Systeme werden also wie zirkuläre, selbstregulierende Systeme betrachtet, die mehr oder minder komplex sind. Ohne näher auf dieses Spezialgebiet der Kommunikationstheorie und seine Anwendungen auf die Sozialsysteme einzugehen, beschränken wir uns nur darauf hervorzuheben, wie verbindlich von einem bestimmten theoretischen Gesichtspunkt aus die Definition einer kranken Einheit in einem System als Symptom einer Dysfunktion des Systems selbst ist. Falls das Symptom als ein semiotisches Element betrachtet wird, und das kann es mit gutem Recht, dann reiht es sich in ein Verständigungssystem ein, an dem es aktiv an den von der Kommunikationstheorie aufgestellten theoretischen Prozessen teilhat, dessen grundsätzliches Strukturmodell von Input (Eingabe), Zentralfunktion (Vorgang), Output (Ausgabe) und zirkulärem Abschluß, dem Feedback (Rückmeldung) ausgezeichnet ist.

Die Lesart des Symptoms kann sich reduktiv auf eine Kodifikation (Verschlüsselung) desselben beschränken oder aber, und das ist die Aufgabe des Psychiaters, auf eine Sinnfälligkeit des Symptoms selbst gerichtet sein. Bedeutungsvoll ist, daß diese Sinnzuschreibung allem oder einer Anzahl von transaktionalen Elementen Rechnung zu tragen hat und so im Zusammenhang seinen semantischen (bedeutungslehrhaften) Wert gewinnt. Es sei die zirkuläre Sichtweise unterstrichen, nach welcher die Lesart des psychopathologischen Verhaltens sich vollzieht, eine Eigenart, die der kausalistischen Linearität widerspricht, nach welcher das pathologische Verhalten gedeutet würde, wenn das Bezugsmodell nicht das des Verursacherprinzips wäre, welches das Feedback als die positiven und negativen Rückmeldungen des Systems einbezieht und enthält.

Als Positivität und Negativität der Rückkopplungen bedeutet das erstere die Wandlungstendenzen des Systems, das andere die ausgleichende Beständigkeit (Homöostase), die beide in Beziehung zueinander stehen, sich gleicherweise einander in ihrer Eigenart, in Sinngehalt und Wert gegenseitig bedingend.

Es ist allgemein unter den Forschern und Therapeuten die Tendenz verbreitet, verschiedene Modelle in der therapeutischen Praxis zu gebrauchen. Offensichtlich hat das Prinzip des Nutzens viele dazu bewogen, die Notwendigkeit einer theoretischen Kohärenz als zweitrangig zu betrachten. Dies ist sowohl im Gebiet der angewandten Gruppentherapie als auch im Bereich der Familientherapie geschehen, weil öfter Eingriffe ausgesprochen psychodynamischen Stils sich gleichzeitig in Vorgehen einfügen, deren soziologisch theoretische Rechtfertigungen abgeleitet sind von der Annäherung an die Systeme und Strukturen der Soziologie im wahrsten Sinne des Wortes.

Wir meinen, daß der Fortschritt der wissenschaftlichen Forschung, vor allem der methodologischen interdisziplinären Haltung, mit der Klärung des Zusammenhangs einhergeht, der zweifellos zwischen der Deutung des psychotischen Verhaltens als Frucht der angewandten psychodynamischen Theorien des psychischen Organismus und den Objektbeziehungen besteht, mit denen, die sich auf die semiotischen oder die sprachlich kommunikativen Systemmodelle im engeren Sinne beziehen.

Es ist ein schon bekanntes Faktum, daß die Familien, in denen dramatisch eine psychotische Pathologie vorherrscht und die ihr Werk der Zerstörung am Geiste des Kindes oder eines Adoleszenten erfüllen, Familien mit verkrampften, symbiotischen Beziehungen sind, welche eine wirkliche Individuation der einzelnen Familienglieder verhindern. In jenen Familien ist das Beziehungsmodell zweipolig, und die zweipolige Beziehung ist immer verkrampft, sei es bezüglich der Definition der Identität dessen, der darin verquickt ist, sei es bezüglich der Differenzierung zwischen dem, was wirkliche Ordnung und dem, was trügerische Ordnung ist.

Die Verständigung innerhalb dieser Familien zeigt sich deshalb schwer gestört und nicht nur in den transaktionalen Segmenten, welche einen Austausch von Botschaften zwischen dem psychotischen Subjekt und den anderen betreffen, sondern die Störung dehnt sich auch in interaktiver und übertriebener Art auf die Gesamtheit der innerfamiliären Verständigung aus.

Die Botschaften werden also gemäß dem paradoxalen Kommunikationsmodell der widersprüchlich doppelten Bindung („double-bind") ausgetauscht und/oder sie bilden die Handlung eines Spiels von rückbezüglichen Entwertungen, welche jeden informativen Wert der Botschaften beeinträchtigen und vernichten. Selbst der Gedanke wird auf diese Weise gelähmt und ausgelöscht – und dort, wo nicht Gedanken sind, ist keine Individualität, ist keine Absonderung von einem differenzierten Ursein (Magma).

Freilich können in solchen Familien die Beziehungen nicht anders als extrem streng sein und jeder Veränderung zwanghaft widerstehen; das Kernstück, eine Art Garantie gegen „die Gefahren" der Änderung, ist das pathologische Verhalten des dazu ausersehenen Patienten. Die zweipolige Struktur der durch Aggressivität verhärtet gehaltenen Beziehung qualifiziert die Beziehung selbst als unduldbar und zugleich als unerläßlich. Es würde sich ein radikaler Wechsel aufdrängen, aber der Wechsel muß immer von „den anderen" ausgehen, welche „nicht sein dürfen, was sie sind". Ein typisches Modell einer schizophrenen Botschaft kann etwa so lauten: „Ihr müßt nicht etwas anderes tun – ihr müßt das sein, was ihr nicht seid – nur so könnt ihr mir helfen, der zu sein, der ich nicht bin, jedoch sein könnte, falls ihr das wäret, was ihr nicht seid."

Das ist eine superparadoxale Botschaft eines solchen, der Meister in einem Lehrsystem geworden ist, dessen Mitglieder „wenn auch in jeder Weise vermeidend, ihre Beziehung zu definieren, ständig den anderen das paradoxe Ansinnen mitteilen, die Änderung einer Definition der Beziehung vorzunehmen, die niemals definiert worden war" (Palazzoli-Selvini).

In Wirklichkeit gibt es in einer zweipoligen Beziehungsstruktur, die strengstens gegen jede tripolare Öffnung abgeschlossen ist, keine Möglichkeit, diese Beziehung zu bestimmen. Die symbolische Bedeutung „des Dritten", der die individualisierende Trennung bewirkt, ist annulliert. Das oben genannte Konzept stimmt mit dem lakonischen Ausspruch der „forclusion du nom du père" überein, der im Wörterbuch der Psychoanalyse von Laplanche und Pontalis enthalten ist: „Als einen spezifischen Mechanismus, der sich am Ursprung jeder psychotischen Manifestation befände und in einem Phänomen der Ausstoßung ersten Ranges eines signifikanten grundlegenden Außerhalb des symbolischen Universums des Subjekts bestände." Der Vater ist ein „dritter" Ausgeschlossener von der zweipoligen symbiotischen Mutter-Sohn-Beziehung, welche in der Trugordnung wie auch in der wirklichen Ordnung alle Glieder der Familie, einschließlich des Vaters, umfaßt.

Wenn es sich um eine strukturelle Ordnung psychosomatischer Pathologie der Familienbeziehung handelt, dann findet man sie mit diversen Charakteristiken versehen, wie wir sie im Fall der psychotischen, und besonders in der schizophrenen Familie festgestellt haben. In dieser Hinsicht liefern die Studien von Minuchin eine grundsätzliche Quelle von reichhaltigen Angaben und Erfahrungen, die dieser amerikanische Lehrmeister gesammelt und dokumentiert hat. Er hat ein charakteristisches transaktionales Modell von den Familienprozessen, welche die Somatisation fördern, geschaffen. Diese können in vier Beziehungsmodi zusammengefaßt werden, die wie folgt definiert sind: Einhaken, Überbefürsorgung, Strenge und Tendenz zur Nichtlösung von Konflikten.

Das Konzept des Einhakens (invischiamento) nach Minuchin beruht auf einer ungesunden Verringerung der emotiven Distanz zwischen den verschiedenen Gliedern der Familie und auf einer exzessiven Intensität der familiären Transaktionen.

Einhaken und Übereinbeziehung erbringen eine tiefe Mitbetroffenheit des ganzen familiären Systems bei den Veränderungen, welchen ein Mitglied der Familie entgegengehen kann oder die durch die Beziehung zweier Familienmitglieder entfaltet werden. Die Konfliktualität im Innern eines familiären Untersystems kann z. B. sozusagen automatisch das Elternsubsystem oder das Ehesubsystem bewegen, als ein Wirksamwerden eines Bündnisses und Übereinkommens, durch das die Familie in verschiedene Untersysteme getrennt ist. So geschieht es, daß ein Familienmitglied in zahlreiche Untersysteme und sehr komplexe Verbindungsspiele verquickt sein kann, die manchmal larviert und nicht offen dargelegt sind. Es passiert auch, daß ein oder mehrere Glieder der Familie den Vermittler der Beziehungen zwischen einem anderen und einem dritten spielen und systematisch die direkte Kommunikation verhindern. Die Folge davon ist die Schwächung der Abgrenzungen zwischen den verschiedenen Untersystemen, die dürftig differenziert und öfter überlagert erscheinen. Als Abgrenzung ist die Gesamtheit der Regeln gemeint, welche die Kommunikation und die Teilnahme der Einzelglieder der Familie an den verschiedenen Untersystemen und/oder deren Differenzierung bestimmen.

Diese Abgrenzungen können klare Kennzeichen des nichtpathologischen Spektrums der Beziehungen sein oder sich als besonders streng oder diffus zeigen.

Im ersten Fall vermindert sich die Kommunikation und die affektive Distanz wird vergrößert, die Verteidigungsfunktionen (Defensfunktionen) werden verringert und es herrscht Autonomie vor; ein oder mehrere Glieder können sich herauslösen und sich dem Außerhalb des Systems zuwenden.

Im Falle der diffusen Abgrenzung (Befangenheit) herrscht die emotional sehr heftige Beziehung vor, die Verringerung der Gefühlsdistanz; jedes Verhalten des Einzelnen überträgt sich augenblicklich auf das System und somit wird die individuelle Autonomie sabotiert.

Die Überbefürsorgung in der psychosomatischen Familie mißt die Stärke des Interesses, das jedes Mitglied für das Wohlergehen der anderen nährt, und dieses Interesse am Präsentierpatienten ist grenzenlos; es beschränkt sich also nicht nur auf das Gebiet der Krankheit, sondern dehnt sich auch darüberhinaus aus. Vor allem werden Regressionen der Abhängigkeiten erwartet und die Fürsorge, welche hauptsächlich angenommen und belohnt werden.

Natürlich verspätet diese Art Hyperprotektion durch die Eltern die Entwicklung der Autonomie der Kinder ebenso, wie die Entwicklung der Fähigkeiten und der Interessen, die außerhalb der Familie zu verwirklichen sind. Stattdessen hat das an einer psychosomatischen Krankheit leidende Kind lebhaft an der Verantwortung teil, seine Familie zu bevormunden.

Es scheint klar, daß für das kranke Kind dieses Erlebnis der protektiven Fähigkeit gegenüber der Familie mittels seiner Symptome eine wichtige Verstärkung der Krankheit selbst darstellt.

Dieser letzte Punkt wird noch klarer, wenn die oben aufgezählten Charakteristiken der psychosomatischen Familien in Erwägung gezogen werden, besonders die Tendenz zur Nichtlösung von Konflikten beim Vorhandensein einer sehr erhöhten Konfliktualität.

Es passiert öfter, daß die im Innern bestehende Konfliktualität eines Ehepaarsubsystems larviert oder negiert wird, indem man sich auf ethische und religiöse Regeln beruft, die nach innen in das Elternsubsystem übertragen werden; mittels eines Deviation genannten Unterfangens wird die Konfliktspannung dem Kinde angelegt. Wir befinden uns also vor einer sog. transgenerationalen Triangulation, in welcher die aktiven Elemente von Vater und Mutter im Konflikt mit ihrer Eigenschaft als Eltern und vom Kind gebildet sind, das die Konfliktspannungen absorbiert und somatisiert und so das Paar vor den Gefahren einer offenen Explosion bewahrt, welche die Konfliktualität auf der Ebene des Ehepaarsubsystems offenbaren würde.

Wir hatten des öfteren Gelegenheit, die Existenz dieses Mechanismus der Triangulation und der Deviation des Konflikts mit der sukzessiven Erhaltung der psychosomatischen Pathologie bestätigt zu finden, die in diesem Zusammenhang eine bedeutende Schutzfunktion für die Gleichstimmigkeit des Ehepaares übernimmt.

In diesen Fällen kompliziert sich die transgenerationale Triangulation, indem sich besondere Übereinkommen von Kind und Elternteil gegen das andere Elternteil einnisten, mit den entsprechenden Leiden des Kindes, welches die Vorteile der Verbindung mit einem Elternteil mit der Entfremdung der Liebe des anderen bezahlt. Es scheint also, daß der Gewinn aus der Larvierung der ehelichen Konfliktualität reichlich durch die daraus entstehenden Leiden in der unbequemen Position, worin sich das Kind während einer transgenerationalen Verbindung befindet, abgegolten wird. Es ist so, als ob es wüßte, daß seine Krankheit die Einheit der Familie verwaltet und damit die Bedeutung einer negativen Rückwirkung übernimmt, welche in seiner Unveränderlichkeit den Ordnungsfaktor des Systems unterhält.

Wie gesagt ist andererseits die Erhaltung des Ausgleichs oder die Verhärtung ein Charakteristikum des gesamten psychosomatischen Familiensystems und die Funktion der negativen Rückmeldung, dargestellt durch die Krankheit, ist als kohärenter Teil einbezogen in die Unveränderlichkeit des gesamten Systems. Die Darlegung, die wir bis jetzt gebraucht haben, kann den Anschein erwecken, und in Wirklichkeit ist es auch so, als ob sie von einer gewissen Schematisation getragen wäre, die ihre Berechtigung von der Notwendigkeit zur Klarheit ableitet. Wir sind uns jedoch darüber im klaren, daß wir bisher von den Modellen gesprochen haben und daß die klinische Realität öfter davon abweicht und dies vor allem im Bereiche der Familie, wo die transaktionalen Modelle mit dem Modell der mehr oder minder psychosomatischen Familie zusammenpassen, und daß eine praktisch unbegrenzte Skala von Variationen existiert, welche zwischen der psychotischen Polarität und dem zweipolig verkrampften Modell bis zu dem der Normalität oszillieren, worin sich eine trianguläre Relation artikuliert, die zeitweise durch Faktoren, die auf die relationalen Ordnungsfaktoren einstürzen, wenig dauerhaft ausgeglichen sind.

Diese einfallenden Faktoren sind verschiedener Natur: Es kann sich um einen besonders problematischen Schritt des psychosexuellen Entwicklungsprozesses des Kindes handeln, wo die Familie nicht fähig ist, dem angemessen zu begegnen, wie es sich um Ereignisse handeln kann, deren Herkunft außerhalb des kleinen familiären Universums zu suchen ist und deren Rückwirkungen auf die Familie harte Proben der Absorptionsfähigkeit darstellen, also um Veränderungen und Neutralisationen von Konfliktspannungen. Ereignisse, wie Geburten oder Trauer, Hochzeiten, Abwanderungen und Veränderungen des sozialen Status, greifen wie andersartige, verändernde Faktoren ein, welche die Familie anspornen, ihre Fähigkeit der Anpassung wirken zu lassen und die Integrität oder die Schadhaftigkeit der homöostatischen Mechanismen zu erproben.

Hierzu gehören einige Betrachtungen, die oft von Eltern gestörter Kinder angestellt werden, wenn sie geltend machen, daß die Familienverhältnisse, in welchen sich jene entwickelt haben, dieselben sind, in denen auch die anderen, gesunden Kinder aufwuchsen.

Das Risiko für das Kind ist nicht nur an die Familienverhältnisse mit deren Beziehungsstruktur gebunden, sondern auch an die Konvergenz in besonderen Lebensstadien von mehrfachen Faktoren, welche eine pathogene Signifikanz ausdrücken in ihrem Verhältnis zu anderen.

Dies geht aus zahlreichen Studien und Untersuchungen hervor, die in der Sammlung *Das Kind in seiner Familie,* im 3. Band des den Kindern „mit psychiatrischem Risiko“ gewidmeten Werkes enthalten sind, die von Anthony und Koupernik betreut worden ist. Deren Lektüre sei allen empfohlen, die sich besonders für das angesprochene Problem interessieren.

Um abschließend das Thema der Zweiteilung Individuum – Gesellschaft und Individuum – familiäre Gruppe wieder aufzunehmen, sei gesagt, daß wir die Negierung einer individuellen Organisation des Kindes für nicht berechtigt halten und wir weisen darauf hin, daß es auch ein Individuum mit einer in Entwicklung begriffenen Persönlichkeit ist, daß sein Geist ein offenes, dynamisches, sich entwickelndes System ist und daß seine Bestimmung nicht notwendigerweise und

unausweichlich durch die Struktur der Zusammenhänge vorgegeben wird. Die Verteidigungen wie auch die Verwundbarkeit des Kindes sind jedoch zur biologischen Struktur in Beziehung zu setzen, die genetisch bestimmt ist und mit der ihm eigentümlichen Art, mit welcher es sich individuell mit dem umgebenden Beziehungsfeld auseinandersetzt.
Diese letzte Bemerkung beabsichtigt nicht, das Interesse am Studium und der Erforschung der relationalen Familiendynamik in Beziehung vor allem zum vorgefaßten Wert, welcher die Stelle der Erkenntnis und Zuerkennung einer relationalen Sinnfälligkeit der psychischen Pathologie einnimmt, zu entmutigen. Sie will einfach ein Aufruf zu einer bescheidenen, realistischen Sichtweise der Komplexität der Probleme sein, welche diese Formen der Pathologie dem Beobachter, auch dem Therapeuten aufgeben, und eine Einladung, jeder Form von apodiktischer Eindeutigkeit der Interpretation bei gleichzeitiger Lösung derselben zu mißtrauen.

Literatur

Ackermann N. W.: Psicodinamica della vita familiare. Torino: Boringhieri 1968.

Anthony E. T., Koupernik C.: The child in his family: children at psychiatric risk. Vol. 3. New York, London, Sidney, Toronto: John Wiley & Sons 1974.

Baer E.: Semiotica e Psicoterapia. Roma: Astrolabio 1979.

Carta I., Infante S.: Il padre nella famiglia dello schizofrenico. Roma: Il Pensiero Scientifico Editore 1977.

Carta I., Tolentino R.: La famiglia dello psicosomatico. In: Rapporto medico-paziente, esperienze di prassi psicosomatica. Collana di Medicina Psicosomatica, 2. Studi di Milano: Università degli 1980.

Cazzullo C. L.: La famiglia: status e dinamica. In: La Famiglia: Aspetti biologici, psicodinamici e sociali. Aggiornamenti in psichiatria, S. F. Flaccovio ed.: Palermo 1981.

Luban-Plozza B., Magni G.: La Famiglia Psicosomatica. Piccini Ed. Padova 1981 (deutsch: Die Familien Risiken und Chancen, 2. Aufl. Solothurn: Antonius 1982).

Minuchin S., Rosman B. L., Baker L.: Famiglie psicosomatiche. Roma: Astrolabio 1980.

Napolitani D.: Struttura „gruppale“ della psicoanalisi e analisi del gruppo. In: Le frontiere della psicoanalisi. Milano: Franco Angeli 1980.

Ruesch I., Bateson G.: La matrice sociale della psichiatria. Bologna: Il Mulino 1976.

Selvini-Palazzoli M., Boscolo L., Cecchin G., Prata G.: Paradosso e controparadosso. Milano: Feltrinelli 1975.

Rundtischgespräch und Podiumsdiskussion

Leitung: M. Burner

Das im folgenden wiedergegebene Gespräch ist von den Herausgebern auf die rein sachlichen Inhalte reduziert worden.

Droscha: Eine Frage an Herrn Jacob: Bei Todkranken, die ins Finalstadium, in den nicht eindeutig zu definierenden Grenzbereich zwischen Leben und Tod, eintreten, habe ich beobachtet, daß diese teilweise sehr eigenartige Rückerinnerungen bis in die Frühkindheit hinein produzieren. Die sie umgebende Familie kann diese Aussagen oft gar nicht verstehen. Haben Sie da ähnliche Erfahrungen gemacht?

Jacob: Die Aussagen des Sterbenden sind sicher oft sehr eigenartig und enthalten einen, für die Zurückbleibenden nicht immer verständlichen Sinn. Selbst wenn wir diesen Sinn nicht verstehen können, so müssen wir doch die Mitteilungen des Sterbenden sehr ernst nehmen. Im Grenzbereich des Sterbens werden nicht selten Rückerinnerungen deutlich, die dem Sterbenden überaus wichtig sind, und es mag sein, daß hier auch „Rückerinnerungen aus einem anderen Leben" zu Worte kommen.

Egle: Bei den familientherapeutischen Ansätzen standen sich in den Referaten Balint-Arbeit und Systemtheorie gegenüber. Es war für mich faszinierend, wie praxisnah und auf den praktischen Arzt zugeschnitten Herr Willi den systemtheoretischen Ansatz der Familientherapie dargestellt hat.
Ich möchte formulieren, welche Schwierigkeiten ich beim Zusammenbringen dieser beiden Ansätze habe. Balint hat versucht, eine Definition von „krankheitsortientiert" und „patientenorientiert" zu geben und hat u.a. als Kritikpunkt an der krankheitsorientierten Medizin das apostolische Verhalten der Ärzte benannt.
Bei der Systemtheorie sehe ich für den Therapeuten die Gefahr, daß dieser ebenfalls in eine apostolische Funktion kommen kann. Er steht über den Dingen und greift dann ins System ein.
Eine zweite Frage: Nach Meinung von Herrn Willi geht es heute in der Familientherapie nicht mehr darum, in den Eltern den Schuldigen an dem Dilemma zu suchen, sondern um eine Art Adaptation, einen gewissen Pragmatismus, den man walten lassen soll.
Besteht bei diesem Pragmatismus nicht die Gefahr, daß der Familientherapeut oder der Arzt in eine Art Machtausübung verfällt, wie sie z.B. auch von Alice Miller beschrieben wird, weil dadurch die Enttäuschung des Patienten über das, was er seitens der Eltern in der Kindheit nicht bekommen hat, nicht mehr bearbeitet, vielmehr ein zweites Mal unterdrückt wird.

Willi: Zunächst zur apostolischen Funktion. Meines Erachtens ist das systemische Paradigma etwas Neues in der Psychotherapie und wie alles Neue führt dies zu einer Flut von Missionaren, welche die Möglichkeiten dieses Ansatzes überschätzen, ihn als alleinseligmachende Lehre verkünden und alles andere entwerten. Das ist aber eine Gefahr, die in der Psychotherapie andauernd präsent ist und damit auch in der Familientherapie. Dort haben die systemischen Interventionsweisen für viele Therapeuten auch einen machtpolitischen Aspekt: Sie versuchen mit Tricks, Macht auf die Familie auszuüben, und nehmen in Anspruch, daß sie nur dann eine Familientherapie durchführen können, wenn sie selbst Zentrum dieser Macht werden, also in die Familie hineingehen.

Dies sind Aspekte, die ich persönlich als sehr unangenehm und sehr gefährlich empfinde. Gerade bei schlecht ausgebildeten Familientherapeuten besteht die Gefahr, daß sie es zu einer unkontrollierten Machtausübung kommen lassen und z. B. ihre ganze Gegenübertragung nicht reflektieren, sondern sich einfach nur durchsetzen wollen. Ich bin also völlig mit Ihnen einig, daß dies eine Gefahr darstellt.

Nur ändert das aus meiner Sicht nichts daran, daß die systemische Familientherapie neue und sehr praxisrelevante Aspekte in die Medizin hineinbringt. Die Frage ist für mich nicht so sehr, welche Konzeption die richtige oder falsche ist, sondern mit welchen Konzepten der Hausarzt arbeiten kann. Es gibt viele analytische und psychodynamische Ansätze, die sich kaum in die Praxisrealität des Hausarztes übertragen lassen. Die Frage ist heute, welche von diesen Konzepten, die alle etwas Richtiges an sich haben, eignen sich für die praktische ärztliche Tätigkeit?

Vielleicht sollten sich die Balint-Gruppen dieser Frage mehr öffnen.

In den Junior-Balint-Gruppen in Zürich fügen wir dem Bemühen, sich in den Patienten einzufühlen und ihn und das, was in ihm vorgeht, zu verstehen, immer auch die Konzeptbildung für praktisches Handeln an. Im Rollenspiel und in der Diskussion wird immer wieder die Frage aufgenommen: „Was sagen Sie jetzt dem Patienten?“ – „Wie sagen Sie es?“ – „Wie wirkt es?“

Wir müssen mehr Gewicht auf das praktische Handeln und die Beratung durch den Arzt legen und die – von der Psychoanalyse stammende – Scheu vor der Beratung, weil diese einen Geruch nach fertigem Rezept haben könnte, beiseiteschieben. Ich bin überzeugt, daß die Beratung auf der Stufe Hausarzt eine ganz zentrale Bedeutung hat und genutzt werden sollte.

Erfahrungen habe ich hier am ehesten in der Sexualmedizin, wo wir auf unserer Abteilung auch Gynäkologen ausbilden. Nicht, daß Gynäkologen Sexualtherapeuten werden sollten, aber der Frauenarzt kann bei seiner Tätigkeit eine effektive Sexualberatung durchführen, weil gerade in diesem Bereich derart viele Vorurteile und Fehlinformationen bestehen. Der Hausarzt, der versteht, eine sexualmedizinische Anamnese zu erheben, kann allein dadurch beim Patienten sehr viel auslösen; weiter kann er durch gezielte, direktive Beratung auch viel Therapeutisches bewirken. Natürlich geht das nicht bei jedem Patienten; manche bedürfen einer intensiveren Bearbeitung der Probleme durch einen Psychotherapeuten.

Parietti: Es wurde von verschiedenen Systemen der Annäherung an die Familie gesprochen; sollen dies reine Techniken sein oder geht es um mehr – im Sinne von Balint –, um Verständnis, um Hören „mit dem dritten Ohr“ gegenüber dem Patienten?

Meine Frage ist auch die nach der Studentenausbildung; die besonders begabten Studenten sollte man möglichst früh entdecken und fördern.

Burner: Bis jetzt haben nur Ärzte gesprochen, und mich würde die Meinung der Studenten interessieren.

Räber: Die Schwierigkeit liegt z. B. da, wo es mühsam ist, die recht abstrakten Vorträge mit der Realität, wie sie in einem Praktikum schon annäherungsweise gegeben ist, in Verbindung zu bringen.

Stage: Man geht zur Universität in der Hoffnung, man bekomme dort nicht nur gesagt, wie man ein guter Arzt wird, sondern es werde einem auch noch praktisch beigebracht.
Die Realität sieht ganz anders aus. Man wird mit einer Fülle von Kursen geradezu überschüttet, sieht kaum einen Zusammenhang zwischen diesen und dem Berufsziel und entwickelt dann das Gefühl, man müsse mehr praktische Erfahrungen sammeln. Dies ist auch ein Zeitproblem; deshalb sucht man – wie hier – Anschluß an Ärzte, die in ihrem Beruf diese Probleme sehen, um von ihnen Erfahrungen vermittelt zu bekommen, einige Anregungen für die Ausbildung mitzunehmen.
Was kann man Studenten – z. B. aus der Balint-Arbeit heraus – empfehlen? Womit sollen sie sich beschäftigen und in welcher Weise?
Es gibt studentische Arbeitsgruppen.
Es fragt sich, ob die Ausbildung nicht über irgendwelche, mehr oder weniger gute Selbsterfahrungen hinausgehen müßte und inwieweit sie dem von der Universität gestellten wissenschaftlichen Anspruch gerecht werden kann, damit sie nicht beim eigenen Erleben stehen bleibt, sondern unseren zukünftigen Patienten zur Hilfe gereicht.

Willi: Die Junior-Balint-Gruppen in Zürich werden von 40% der Studenten besucht; dies geschieht in zweimonatigen Blockkursen. Es ist beeindruckend, was in diesen Gruppen geleistet wird; die Teilnehmer – etwa 120 Studenten – sind hochmotiviert. Möglicherweise unterscheiden sich diese Gruppen von anderen dadurch, daß starkes Gewicht auf das praktische Handeln gelegt wird. Dadurch ergibt sich eine gewisse Sicherheit im Umgang nicht nur mit den Patienten, sondern auch mit Chefärzten, Assistenten und dem sonstigen Pflegepersonal.

Dufey: Vielleicht kann für die studentische Arbeit auch von Nutzen sein, daß man heute weniger von einer Globaldiagnose, einer „overall diagnosis", und mehr von der Arbeitsdiagnose ausgeht, also dem, was in der Situation zwischen Patient und Arzt geschieht.

Grosch: Eine Frage zur Familienkonfrontation. Herr Luban-Plozza hat schon vor 10 Jahren gesagt, man solle gelegentlich bei besonderen Situationen eine Konfrontation innerhalb der Familie wagen. Wann ist ein Konfrontationsverfahren sinnvoll, wann sind Einzelgespräche mit Familienmitgliedern vernünftiger?
Zum Beispiel erschiene mir ein Konfrontationsverfahren bei einem 5- bis 6jährigen Enuresiskind vergeblich. Ist hier eine Abgrenzung denkbar oder ist es mehr eine Frage der Persönlichkeit, ob man den Widerstand und die Abwehr auf sich nimmt?

Petzold: Die Grundbedingung für eine Konfrontation in einer Familie ist, daß man in einem Vertrauensverhältnis zu dieser Familie steht; ohne diese Basis darf man grundsätzlich nicht konfrontieren. Dann stellt sich weiter die Frage, wie weit man in der Konfrontation gehen darf und wie weit nicht. Dies stellt sich im Gespräch sehr schnell heraus. Das schwächste Glied der Kette wirkt hier bestimmend. Wenn eine Person in der Familie die Konfrontation nicht tolerieren kann oder will, dann bin ich verpflichtet, sie zu stärken und nichts anderes. Dann stehe ich schon auf der Seite des Schwächsten, was hier wiederum eine Konfrontation bedeutet.

Trenkel: Abschließend möchte ich auf Balint zurückkommen. Wir sprechen hier von Systemtheorie, Familientherapie, von medizinischer Psychologie und Psychoanalyse usw., und dies scheint alles unter dem Namen Balint zu laufen. Wir sollten den essentiellen Punkt nicht vergessen, nämlich zu lernen, mit unseren eigenen inneren Wahrnehmungen zu arbeiten. Dies muß immer etwas Persönliches, Individuelles sein und ist nicht einfach in einem Kurs über ein Konzept fix und fertig zu servieren. Das individuelle Arzt-Patient-Verhältnis wird nicht am Schreibtisch erdacht; es ist das Ergebnis vieler, teils sehr persönlicher Faktoren, von denen Kurse nur einen Aspekt darstellen können. Und auch darum geht es in der Balint-Arbeit.

Wortmeldungen zu Rundtischgespräch und Podiumsdiskussion:

Prof. Dr. M. Burner Centre Psycho-Social St. Pierre 1 CH-1003 Lausanne 1; *Dr. N. Droscha* Schöne Aussicht 11 D-6236 Eschborn 2; *Dr. J. Dufey* Rue des Fortifications CH-1844 Villeneuve; *Dr. U. Egle* Universitätsklinik Mainz Klinik und Poliklinik für Psychosomatische Medizin und Psychotherapie Langenbeckstraße 1 D-6500 Mainz; *Dr. E. Grosch* Alpirsbacher Straße D-7291 Betzweiler-Wälde; *Dr. P. Parietti* I-29029 Villadossola; *Ch. Räber* Freiburgstraße 113 CH-3008 Bern; *A. Stage* Friedrichstraße 2a D-6904 Eppelheim; *Dr. A. Trenkel* Kramgasse 47 CH-3011 Bern

GPSR Compliance

The European Union's (EU) General Product Safety Regulation (GPSR) is a set of rules that requires consumer products to be safe and our obligations to ensure this.

If you have any concerns about our products, you can contact us on ProductSafety@springernature.com

In case Publisher is established outside the EU, the EU authorized representative is:

Springer Nature Customer Service Center GmbH
Europaplatz 3
69115 Heidelberg, Germany

Batch number: 10844827

Printed by Printforce, the Netherlands